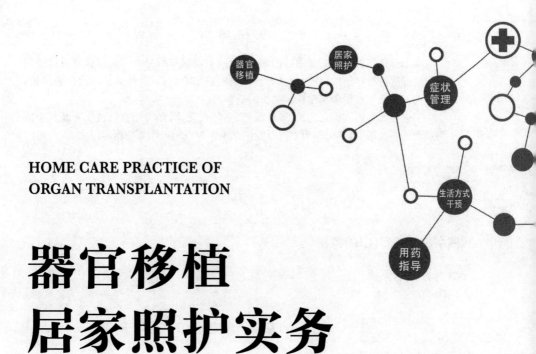

HOME CARE PRACTICE OF
ORGAN TRANSPLANTATION

器官移植
居家照护实务

顾　问　徐晓玲

主　审　储爱琴

主　编　张海玲

副主编　许庆珍　张　甜　方跃艳

中国科学技术大学出版社

内 容 简 介

本书根据器官移植受者术后的基本特点,对器官移植受者术后居家常见健康问题与处理等进行详细的阐述,包括肾移植、肝移植、心脏移植、肺移植以及角膜移植,并梳理出器官移植受者术后社区照护的基本内容。

书中涉及的内容深入浅出、通俗易懂、实用性强,可作为器官移植受者及其家庭照顾者的参考用书,也可作为农村及社区基本医疗机构工作者的指导用书。

图书在版编目(CIP)数据

器官移植居家照护实务/张海玲主编. —合肥:中国科学技术大学出版社,2021.9
ISBN 978-7-312-05225-5

Ⅰ. 器… Ⅱ. 张… Ⅲ. 器官移植—家庭—护理 Ⅳ. R473.6

中国版本图书馆 CIP 数据核字(2021)第 088929 号

器官移植居家照护实务

QIGUAN YIZHI JUJIA ZHAOHU SHIWU

出版	中国科学技术大学出版社
	安徽省合肥市金寨路 96 号,230026
	http://press.ustc.edu.cn
	https://zgkxjsdxcbs.tmall.com
印刷	安徽国文彩印有限公司
发行	中国科学技术大学出版社
经销	全国新华书店
开本	710 mm×1000 mm 1/16
印张	11.25
字数	233 千
版次	2021 年 9 月第 1 版
印次	2021 年 9 月第 1 次印刷
定价	40.00 元

编　委　会

前　言

　　器官移植是 20 世纪生命医学科学的重大进展,经过了从临床实验到临床应用的发展过程,该项技术逐渐成熟,成为治疗终末期器官功能衰竭的有效医疗手段,拯救了众多器官功能衰竭的患者,促进了我国生命医学科学的发展。

　　近年来,我国器官捐献和移植的数量和质量也得到快速增长和提高。2015~2018 年,我国器官捐献数量连续 3 年增加,增幅为 22%~47.5%。2015 年完成公民逝世后器官捐献 2766 例;2016 年完成公民逝世后器官捐献 4080 例;2017 年完成公民逝世后器官捐献 5146 例;2018 年完成公民逝世后器官捐献 6302 例,再加上每年公民中亲属间的活体捐献 2200~2500 例,2018 年完成器官移植手术 20201 例,移植手术总量居世界第二位;2019 年始,国家卫生健康委员会明确提出:我国器官捐献与移植工作将由高速度增长转向高质量发展,坚持以供给侧结构性改革为主线,在积极推动捐献的同时,进一步优化器官移植临床服务质量布局,加强捐献、获取、分配管理力度,规范脑死亡判定流程,加强化解系统性风险的能力,在质的大幅度提升中实现量的有效增长,努力实现更高质量、更高效率、更加公平、可持续的发展,2019 年完成公民逝世后器官捐献 5818 例;2020 年,即使受到新冠肺炎疫情影响,截至 11 月底我国也仍然实现公民逝世后器官捐献 4768 例。器官移植医疗质量不断提高,1 年与 5 年存活率已达到世界先进水平,不少器官移植创新技术也开始出现,如:自体肝移植、无缺血器官移植等技术实现国际领跑;供受者血型不相容肾脏移植技术得到突破;单中心儿童肝移植、心脏移植临床服务能力居世界前列;成立肺移植联盟;器官保存与供体器官维护技术不断改进;肝癌肝移植与乙肝肝移植临床经验已逐步得到国际认可等。经过多年不懈努力,我国器官捐献与移植事业取得快速发展,基本形成了科学公正、遵循伦理、符合我国国情和文化的器官捐献与移植工作模式,并成立了中国人体器官捐献与移植委员会,对器官捐献与移植工作进行顶层设计。目前,我国确定了人体器官捐献与移植工作的基本思路,形成了"政府主导、部门协作、行业推动、社会支持"的工作格局。

器官移植受者术后的生存率逐年升高,但依然会出现很多并发症。为了减少免疫排斥反应的发生,器官移植受者术后需终身服用免疫抑制剂,研究表明,长期服用免疫抑制剂不仅会直接降低受者的长期生活质量,而且可能会降低受者的治疗依从性继而导致移植失败,因此受者的长期生活质量和症状管理尤为重要。

本书是中国科学技术大学附属第一医院(安徽省立医院)器官移植团队在国家相关政策背景下,根据器官移植受者术后的基本特点编写而成的,书中对器官移植受者术后居家常见健康问题与处理等进行了详细的阐述,包括肾移植、肝移植、心脏移植、肺移植以及角膜移植,并梳理出器官移植受者术后社区照护的基本内容。书中涉及的内容深入浅出、通俗易懂、实用性强,可作为器官移植受者及其家庭照顾者的参考用书,也可作为农村及社区基本医疗机构工作者的指导用书。此外,本书在编写过程中参考了相关的资料,在此向相关作者表示感谢! 由于编者水平有限,不足之处恳请读者及同仁批评指正。

编 者

2021 年 1 月

目　　录

第一章 器官移植总论

第一节 器官移植概述

一、器官移植的概念

移植(transplantation)是指将某一个个体的某一部分(如细胞、组织或器官)，用手术或其他措施移到同一个体或不同个体的某一部位，从而使其继续存活并发挥功能的一种办法。被移植的部分称为移植物(transplant)，提供移植物的个体称为供体(donor)，接受移植物的个体称为受体(recipient)，也可称为宿主。

如果供体和受体为同一个体，则称为自体移植(auto-transplantation)，如个体将上肢的皮肤移植到下肢烧伤的位置。但在自体移植时，若移植物重新移植到原来的解剖位置，则称为再植术，如断肢再植。另外，移植不包括人工心脏瓣膜、人工皮肤以及人工关节的应用等。

二、器官移植的分类

（一）按照移植部位分类

1. 原位移植(orthotopic transplantation)

原位移植是指将移植物移植到原来相同的位置或被同样类型的组织包围。原位移植必须将受者原来的器官切除，如原位心脏移植、原位肾移植等。

2. 异位移植(heterotopic transplantation)

异位移植是指将移植物移植到与受者该器官原来解剖位置不同的另一个位置，又称为辅助移植(auxiliary transplantation)。异位移植可以切除或者不切除原来位置的器官，如可将肾移植到受者的髂窝内。

（二）按照移植物活力分类

1. 活体移植（viable transplantation）

是指移植物在移植过程中始终保持着活力，移植后在受体体内能够较快恢复其原有的生理功能，该类移植称为活体移植，如心脏移植、肝移植、肺移植以及肾移植等。

2. 结构移植（structural transplantation）

又称为支架移植或非活体移植，是指移植物在移植过程中已丧失活力，该类移植仅提供支持性基质和解剖结构，如软骨、血管移植等。

（三）按照遗传免疫学分类

1. 同质移植（isotransplantation）

是指受体和供体不是同一个个体，但具有完全相同的抗原结构的移植。如同卵双生子间的移植。

2. 同种移植（allotransplantation）

又称为同种异体移植，是指供体和受体属于同一种族，但不是同一个个体。如人与人之间的移植。

3. 异种移植（xenotransplantation）

是指不同种属间的移植，如猩猩与人之间的移植。

（四）按照移植方法分类

1. 游离移植（free transplantation）

是指移植物完全脱离供者，其血管和淋巴管已全部切断，且移植时不进行血管吻合，移植后，通过从周缘的受者组织发出新血管，逐渐长入移植物内重新建立血液供应，如各种游离的皮片移植。

2. 带蒂移植（pedicle transplantation）

是指移植物与供者解剖上大部分连续性已被切断，但始终有一带主要血管（含输入和输出）的蒂相连，使得移植过程中始终保持有效的血液循环。该类移植称为自体移植，如各种皮瓣移植。

3. 吻合移植（anastomotic transplantation）

是指移植物已经完全脱离供者，所有血管均已切断，但在移植术中将移植物的主要血管和受者的血管做了吻合，移植结束时，移植物的血液供应已得到有效恢复。如同种异体心、肾、肝移植等。

4. 带蒂游离移植（pedicle and free transplantation）

是指吻合移植中，如吻合的主要血管所在部位成蒂形则称为带蒂游离移植。

如带蒂游离皮瓣移植、带蒂肌肉皮瓣移植等。

5. 输注移植(infused transplantation)

是指将有活力的细胞悬液,输入到受者的血液、体腔、组织、脏器内或包膜下层等处。如骨髓移植、输全血等。

6. 联合移植(combined transplantation)

若一次同时移植两个器官,习惯上称为联合移植,如心肺联合移植、胰肾联合移植。

7. 多器官移植(multiple transplantation)

若一次同时移植三个或更多个器官,则称为多器官移植。

临床通常按照解剖学来进行分类,一般分为三种类型:器官移植、组织移植和细胞移植。其中,器官移植(organ transplantation),又叫脏器移植,是指用手术的方法将整个保持活力的器官移植到自体或通常是另一个体体内的某一部位的移植术。器官移植具有以下特点:① 移植物在移植过程中始终保持活力。② 移植术当时即吻合了血管,建立了移植物和宿主间的血液循环。③ 若为同种异体移植,则术后不可避免地会出现排斥反应。

三、器官移植发展史

器官移植历史悠久,并在近现代发展较为迅速。器官移植最初出现在神话故事里,最早在公元前12世纪印度的神话故事里就讲到 Shiva 误砍了其子 Kumar 的头,然后将一头犯禁的大象头颅砍下移植给 Kumar 并使之复活成为半神人的故事。在中国,早在公元前430年,就有神医扁鹊为两人互换心脏以治疗意志和性格不合的故事。

18世纪,开始有学者做组织或器官移植的动物实验。1902年,Ulman 首先用套接血管法施行自体、同种和异种的肾移植。1902~1912年,Carrel 和 Guthrie 首次用血管缝合法实施整个器官移植的动物实验,包括心、肾、脾、卵巢、肢体以及各种内分泌器官。Carrel 因此创立了真正的现代血管吻合法。1936年,俄国 Vorono 首次为尿毒症患者移植肾,但是由于对免疫排斥反应一无所知而未使用任何免疫抑制措施,因此患者存活时间短。1954年,移植医学史上首次同卵双生兄弟间的肾移植成功,并长期存活;1959年,美国 Murray 和法国 Hamburger 各自第一次在异卵双生同胞间施行了肾移植,两例患者均接受全身照射作为免疫抑制,移植肾获得长期存活;1962年,美国 Murray 施行同种尸体肾移植,改用硫唑嘌呤作为免疫抑制药物,首次获得长期存活。这几例手术的成功,标志着现代器官移植时期的实际开始。20世纪60年代,人类陆续开展了各种同种器官移植,包括肝、肺、脾、胰腺、心脏、小肠等移植。1968年,美国通过脑死亡的哈佛标准,即在法律上保证在有心跳的尸体上切取器官,促进了器官移植的稳步发展。进入 20 世纪 80 年代后,强力免疫抑制剂环孢素的应用,大大提高了移植器官的存活率。通过一个世纪的奋斗,器官移植已经成为治疗脏器衰竭的主要手段。

我国器官移植的发展始于 20 世纪 50 年代末。1960 年,著名泌尿外科专家吴阶平院士进行了我国首例尸体供肾肾移植。由于在术后没有有效的免疫抑制措施,患者未能长期存活。1972 年,中山医学院梅骅教授完成了我国第一例亲属肾移植手术,患者存活超过了一年,在我国医学界引起了较大的影响。随着系统引进国外经验,包括提高手术技术、全面应用环孢素等措施,我国的器官移植数量逐年增加。

目前,器官移植已成为医学领域的一门新兴学科,虽然取得了丰硕的成果和巨大发展,但是仍然有许多问题需要解决,如:增加移植器官的来源,以缓解日益严重的供需矛盾;探索移植物排斥反应以及移植物功能慢性减退的机制和预防措施,以提高移植物的长期存活率;开发高效、低毒、副作用少的免疫抑制剂以及诱导临床免疫耐受,以提高移植受体的长期生存质量。

第二节　器官移植管理规定

一、器官移植的基本原则

世界卫生组织于 1987 年 5 月 13 日发布了关于人体器官移植的 9 项指导原则:① 在得到法律允许的情况下,在死者生前无任何正式同意的情况下,没有理由相信死者会反对这类摘取,则可以从死者身上摘取用于移植的器官。② 可能的捐献者已经死亡,但是确认其死亡的医生不应直接参与该捐献者的器官摘取或摘取后的移植工作,或者不应负责照看该器官的可能受体。③ 供移植使用的器官最好从死者身上摘取,不过活着的人也可以自愿捐献器官。但总的来说,这一类捐献者应与受体在遗传上有联系,骨髓和其他可接受的再生组织的移植例外。如果活着的成人答应免费提供,则移植用的器官可以从其身上摘取。这种捐献人不应受到任何不正当的影响和压力,同时应使其充分理解并权衡答应捐献器官后的危险、好处和后果。④ 不得从活着的未成年人身上摘取移植用的器官。在国家法律允许的情况下对再生组织进行移植的可以例外。⑤ 人体及其部件不得作为商品交易的对象。因此对捐献的器官给予或接受支付(包括任何其他补偿或奖励)应予禁止。⑥ 为提供报酬或接受报酬而对需要的或可得到的器官进行广告宣传应予禁止。⑦ 如果医生和卫生专业人员有理由相信器官是从商业交易所得,则可禁止该器官的移植。⑧对任何从事器官移植的个人或单位接受超出合理的服务费用的任何支出应加以禁止。⑨ 对患者提供捐献的器官,应根据公平和平等的原则以及按医疗需要进行分配而不是从钱财或其他方面考虑。

我国的器官移植在实施过程中应坚持的基本原则:① 科学目的与公益原则。② 与民法通则和其他法律的精神协调一致。③ 各专项内容分立的原则(如将尸体捐献、角膜移植、肾移植相分责,并将器官移植与安乐死相分列)。④ 补偿加捐献的双轨器官采集体制。⑤ 尊重国情与积极开展宣传教育以及在个人所得等方面的特别关照相结合。⑥ 禁止器官自由买卖原则。⑦ 死刑犯器官采集与其他人一致原则。

二、《人体器官移植条例》的有关规定

我国于 2007 年 3 月 21 日颁布了《人体器官移植条例》,并于 2007 年 5 月 1 日起施行。《人体器官移植条例》是为了规范人体器官移植,保证医疗质量,保障人体健康,维护公民的合法权益而制定的,以下简称《条例》。

人体器官移植,是指摘取人体器官捐献人具有特定功能的心脏、肺脏、肝脏、肾脏或者胰腺等器官的全部或者部分,将其植入接受人身体以代替其病损器官的过程。从事人体细胞和角膜、骨髓等人体组织移植,不属于人体器官移植,不适用本条例。

为了保障公民自愿捐献人体器官的权利,防止非法摘取人体器官,提高人体器官移植的临床疗效,需要重点对人体器官的摘取和植入两个环节加以规范。对此,《条例》做了四个维度的规定:① 摘取活体器官前或者尸体器官捐献人死亡前,应当经所在医疗机构的人体器官移植技术临床应用与伦理委员会审查,并经三分之二以上委员同意。② 摘取活体器官,应当查验活体器官捐献人同意捐献其器官的书面意愿、活体器官捐献人与接受人之间存在条例规定关系的证明材料,并应当向活体器官捐献人说明器官摘取手术的风险、术后注意事项、可能发生的并发症以及预防措施等有关情况,并确认除摘除器官产生的直接后果外不会损害活体器官捐献人的其他生理功能,确保捐献人的生命安全。③ 摘取尸体器官,应当依法在确定捐献人死亡后进行。对摘取人体器官完毕的尸体,除用于移植的人体器官以外,应当恢复尸体原貌。④ 对人体器官捐献人应当进行医学检查,采取措施,降低接受人因人体器官移植感染疾病的危险。

为了确保医疗机构提供的人体器官移植医疗服务安全,《条例》对人体器官移植医疗服务规定了准入制度;同时,从医疗机构主动申报和卫生主管部门监督两个方面,规定了不再具备条件的医疗机构的退出制度。在准入方面,《条例》规定了以

下三个方面的内容：① 医疗机构从事人体器官移植，应当有与从事人体器官移植相适应的执业医生和其他医务人员、设备、设施；有由医学、法学、伦理学等方面专家组成的人体器官移植技术临床应用与伦理委员会；有完善的人体器官移植质量监控等管理制度。② 开展人体器官移植的医疗机构应当依照《医疗机构管理条例》的规定，申请办理人体器官移植诊疗科目登记。③ 省级卫生主管部门进行人体器官移植诊疗科目登记，应当考虑本行政区域人体器官移植的医疗需求和合法的人体器官来源情况。对于退出条件，《条例》做了两个方面的规定：① 已经获准从事人体器官移植的医疗机构不再具备《条例》规定条件的，应当停止从事器官移植，并向原登记部门报告；原登记部门应当注销该医疗机构的人体器官移植诊疗科目登记，并予以公布。② 省级以上政府卫生主管部门应当定期组织专家根据人体器官移植手术成功率、植入的人体器官和术后患者的长期存活率，对医疗机构的人体器官移植临床应用能力进行评估，并及时进行公布；对评估不合格的，由原登记部门撤销其人体器官移植诊疗科目登记。

禁止人体器官买卖是国际共同遵循的规则。为了防止可能发生的买卖或者变相买卖人体器官的情形，《条例》明确规定任何组织或者个人不得以任何形式买卖人体器官，不得从事与买卖人体器官有关的活动。同时，对人体器官移植手术收取费用的范围做了界定、规定：医疗机构实施人体器官移植手术，只能依照条例的规定收取摘取和植入人体器官的手术费、药费、检验费、医用耗材费以及保存和运送人体器官的费用，不得收取或者变相收取所移植人体器官的费用。为了防止变相买卖人体器官，《条例》对活体器官接受人的范围做了严格的限制，其规定：活体器官的接受人限于活体器官捐献人的配偶、直系血亲或者三代以内旁系血亲，或者有证据证明与活体器官捐献人存在因帮扶等形成亲情关系的人员。

为了保证禁止人体器官商业交易原则得以落实，《条例》对买卖人体器官或者从事与买卖人体器官相关活动的单位和个人规定了严格的法律责任。《条例》规定，对买卖人体器官或者从事与买卖人体器官相关活动的，由卫生主管部门没收违法所得，并处以交易额 8 倍以上、10 倍以下的罚款；医疗机构参与上述活动的，还应当对负有责任的主管人员和其他直接责任人员依法给予处分，并由原登记部门撤销该医疗机构人体器官移植诊疗科目登记，该医疗机构 3 年内不得再申请进行人体器官移植诊疗科目登记；医务人员参与上述活动的，由原发证部门吊销其执业证书；国家工作人员参与上述活动的，由有关部门依据职权，依法给予撤职、开除的处分。

三、器官捐献的有关规定

(一) 心脏死亡器官捐献

1. 心脏死亡器官捐献的概念

器官捐献/捐赠是指当一个人被诊断脑死亡,只能依靠呼吸机和药物维持生命体征时,基于个人生前的意愿或者家属的同意,以无偿捐赠的方式,把自己的器官捐给濒临死亡、等待移植的患者,让其生命得以延续。身体健康的成年人也可以将自己的一个肾脏或部分肝脏捐赠给亲属或配偶。心脏死亡器官捐献(donation after cardiac death,DCD)是指公民在心脏死亡后进行的器官捐献。

2. 心脏死亡器官捐献的种类

(1) 活体捐赠:身体健康的成年人可以将自己的一个肾脏或者部分肝脏捐赠给三代以内的亲属或配偶。活体捐赠者必须是绝对自愿的,而且必须经过医院的检查和公证处的公正才能进行捐赠。

(2) 尸体捐赠:捐赠的器官来自刚去世的人,其在生前表示愿意在死后捐赠器官,用于救助那些濒临死亡、需要接受移植手术的患者。

(3) 脑死亡器官捐赠:人体脑组织是由大脑、小脑和脑干三部分组成的,脑干是人的生命中枢,控制人体呼吸、心跳等,脑细胞一旦死亡便不可再生。临床所说脑死亡是指脑干死亡,当发生脑死亡时,可借助呼吸机和药物维持呼吸、心跳等,但一旦撤除这些措施,就无法自主呼吸,心跳也会停止。在这种情况下,如果没有其他特殊疾病,身体其他部位的器官和组织依旧是健康的,可以捐赠给其他患者。另外,植物人是由于脑部本身疾病或者其他系统疾病引起的大脑功能丧失,但脑干功能依然存在。所以,植物人没有思维、记忆、认知和语言能力,但有呼吸和心跳。因此植物人没有发生脑死亡,不能捐赠器官。

3. 自愿捐赠的规定

(1) 公民有权捐献或者不捐献其人体器官,任何组织或者个人不得强迫、欺骗或者利诱他人捐献人体器官。

(2) 捐献人体器官的公民应当具有完全民事行为能力,并应当以书面形式表示。

(3) 公民已经表示捐献其人体器官意愿的,有权随时予以撤销。

(4) 公民生前表示不同意捐献其人体器官的,任何组织或者个人不得捐献、摘取该公民的人体器官;公民生前未表示不同意捐献其人体器官的,该公民死亡后,其配偶、成年子女、父母可以以书面形式共同表示同意捐献该公民人体器官的意愿。

（5）任何组织或者个人不得摘取未满 18 周岁公民的活体器官用于移植。

对于未经公民本人同意摘取其活体器官的，或者摘取未满 18 周岁公民的活体器官的，依照刑法第二百三十四条有关故意伤害罪的规定或者第二百三十二条有关故意杀人罪的规定追究刑事责任；对于公民生前表示不同意捐献其人体器官而摘取其尸体器官的，依照刑法第三百零二条有关侮辱尸体罪的规定追究刑事责任。

4. 遗体器官捐献登记的规定

（1）该项工作的法律法规或政策依据的是《人体器官移植条例》。

（2）红十字会在该项工作中的主要职责：县级以上红十字会是人体遗体器官捐献的登记机构（以下简称登记机构），参与人体遗体器官捐献的宣传、登记工作。

（3）公民参与条件：具有完全民事行为能力，没有国家规定的甲、乙类传染病的人均可捐献遗体。限制民事行为能力人捐献遗体的，应当征得其监护人的书面同意。

（4）公民参与时间、地点：正常工作时间均可到公民所在地市县红十字会办理遗体器官捐赠登记手续。

（5）遗体器官捐献登记操作流程：① 确认志愿者近亲亲属同意其捐赠意愿后，向其发放"××市红十字会自愿捐赠遗体登记表"（一式两份）。② 待志愿者规范填写后，市红十字会对表格进行审核确认，其中一份交志愿者留存，另一份存档。③ 执行人在捐赠志愿者身故后两小时内及时通知接收单位，商量具体接收事宜。④ 志愿者逝世后，凭医院出具的死亡证明到志愿者居住地公安部门办理户口注销，并将公安部门出具的"居民死亡殡葬证"和有关"遗嘱"交接收单位，接收单位凭"殡葬许可证"接收遗体。⑤ 执行人因丧失行为能力等原因不能执行的，捐赠人生前所在单位或居住地的居（村）民委员会应当协调通知相应接收单位。

（二）亲属移植

1. 亲属移植的概念

亲属移植是指在具有密切血缘关系的供、受者之间进行的同种异体移植，包括父母与子女之间、兄弟姐妹之间作为供者与受者的器官移植。通常不将血缘关系较远或无血缘关系如姻亲之间的器官移植纳入亲属移植的范畴。配偶之间的亲属移植是一种特殊类型的活体移植，包括妻子捐献给丈夫和丈夫捐献给妻子。

2. 亲属移植的手续

（1）供、受者申请及首次风险告知：医生有义务告知亲属活体器官移植不是唯一的选择，对于有意要选择亲属移植的患者，供、受者需主动向主管医生提出申请，主管医生在初步评估该病例供、受者双方是否能进行亲属活体器官移植术后，安排首次告知谈话。谈话将分别与供、受双方及其直系亲属进行，目的在于尽可能避免在人情障碍等压力下供、受者不能充分表达个人的真实意愿。首次风险告知过程中,医生将充分告知亲属活体器官移植供、受双方的风险利弊。

(2) 医学评估:首次风险告知后仍愿意接受亲属活体移植的患者,医生将对其进行进一步的医学评估,以明确手术的可能性以及可能预见的手术风险。供、受者的配型须符合免疫学要求。

(3) 签署自愿捐献、接受及相关医疗风险知情同意书,并再次行风险告知:经供、受者双方医学评估,符合亲属活体移植医疗原则,根据供、受者身体检查的情况,医疗小组再次告知近期麻醉、手术、输血等可能发生的风险,如相关并发症甚至死亡以及远期供者可能发生的潜在危险因素。供、受者及其直系亲属需要完全知情、理解移植的风险,并签署"亲属活体移植自愿捐献、接受知情同意书""手术知情同意书""麻醉知情同意书""输血知情同意书"。

(4) 听证会:对于同意签署"亲属活体移植自愿捐献、接受知情同意书"的患者,临床科室负责人将向本院人体器官移植技术临床应用与伦理委员会提出听证及手术实施申请。接到申请后,委员会安排召开听证会。听证会公开举行,参加人员有供、受者本人及其直系亲属,人体器官移植技术临床应用与伦理委员会成员,其中包括管理、医疗、护理、药学、社会学、伦理学、法学专家。参加听证会从事人体器官移植的医务人员,人数不得超过委员会委员总人数的四分之一。根据供、受者的意愿可允许新闻媒体参加和群众旁听,最后会议结论确认活体器官摘取移植术符合国家相关法律、法规及医学伦理原则,是活体器官捐赠者本人真实意愿,无买卖及变相买卖人体器官情节,供、受者可以行亲属活体器官移植手术。

第三节　器官移植排斥反应与免疫抑制剂应用

一、移植免疫学基础

(一)免疫的基本理论

1. 免疫系统

免疫是指机体免疫系统识别自身与异己物质,并通过免疫应答排除抗原性异物,以维持机体生理平衡的功能。免疫是人体的一种生理功能,人体依靠这种功能识别"自己"和"非己"成分,从而破坏和排斥进入人体的抗原物质,或人体本身所产生的损伤细胞和肿瘤细胞等,以维持人体的健康。

免疫系统是由免疫器官、免疫细胞和免疫活性物质组成的。免疫器官是免疫细胞生成、成熟或集中分布的场所,包括骨髓、胸腺、脾、淋巴结等;免疫细胞是发挥免疫作用的细胞,包括 B 细胞、T 细胞以及自然杀伤细胞(NK 细胞);免疫活性物质是由免疫细胞或其他细胞产生的发挥免疫作用的物质,包括抗体、淋巴因子、溶菌酶等。

2. 免疫功能

(1) 免疫防御

就是人体抵御病原体及其毒性产物侵犯,使人免患感染性疾病,防御病原微生物侵害机体。当该功能过于亢进时,易发生超敏反应;当该功能过于低下时,易发生免疫缺陷病。

(2) 免疫自稳

人体组织细胞时刻不停地新陈代谢,随时有大量新生细胞代替衰老和受损伤的细胞。免疫系统能及时地把衰老和死亡的细胞识别出来,并把它从体内清除出去,从而保持人体的稳定。该功能异常时会发生自身免疫病。

(3) 免疫监视

免疫系统具有识别、杀伤并及时清除体内突变细胞,防止肿瘤发生的功能,称为免疫监视。免疫监视是免疫系统最基本的功能之一。

3. 免疫应答

(1) 抗原

抗原(antigen,Ag)是指能引起抗体生成的物质,是任何可诱发免疫反应的物质。外来分子可经过 B 细胞上免疫球蛋白的辨识或经抗原呈现细胞的处理并与主要组织相容性复合体结合成复合物再活化 T 细胞,引发连续的免疫反应。

(2) 抗体

抗体(antibody,Ab)是指机体由于抗原的刺激而产生的具有保护作用的蛋白质。它(免疫球蛋白不仅仅只是抗体)是一种由浆细胞(效应 B 细胞)分泌,被免疫系统用来鉴别与中和外来物质如细菌、病毒等的大型 Y 形蛋白质,仅被发现存在于脊椎动物的血液等体液中以及其 B 细胞的细胞膜表面。

(3) 免疫应答

免疫应答是指机体免疫系统对抗原刺激所产生的以排除抗原为目的的生理过程。这个过程是免疫系统各部分生理功能的综合体现,包括了抗原递呈、淋巴细胞活化、免疫分子形成及免疫效应发生等一系列的生理反应。

适应性免疫应答可分为三个阶段:① 识别阶段:T 细胞和 B 细胞分别通过 T 细胞受体(TCR)和 B 细胞受体(BCR)精确识别抗原,其中 T 细胞识别的抗原必须由抗原提呈细胞来提呈。② 活化增殖阶段:识别抗原后的淋巴细胞在协同刺激分子的参与下,发生细胞的活化、增殖、分化,产生效应细胞(如杀伤性 T 细胞)、效应分子(如抗体、细胞因子)和记忆细胞。③ 效应阶段:由效应细胞和效应分子清除抗原。

（二）排斥反应

1．排斥反应的定义

医学上称为移植物抗宿主反应。由于机体对内外的各种致病因子有着非常完善的防御机制，其中对外来物如细菌、病毒、异物等"异己成分"的重要作用就是攻击、破坏、清除，正常情况下，这是对机体的一种保护机制。然而，行器官移植术后，新的器官作为一种异物被机体识别，并将动员机体的免疫系统发起针对移植物的攻击、破坏和清除，这就是排斥反应，这时的排斥反应对机体而言就成了破坏性的。一旦发生排斥反应，移植器官将会受到损伤，严重时会导致移植器官功能的丧失，危及生命安全。

人体正常的免疫系统，能够识别并攻击外来抗原，维持身体处于健康状态。在识别过程中，需要一个特别的标签来帮助免疫系统区分自己或非己，从而保证自身正常的组织器官不被破坏。这个标签即人类主要组织相容性抗原，称为人类白细胞抗原（human leucocyte antigens，HLA），由于它直接关系着器官移植成功与否，故又被称为移植抗原。移植抗原具有个体差异性，即使是同一对父母所生的兄弟姐妹之间，也只有 1/4 的概率完全相同。当一个外来的器官移植到患者体内，由于移植器官表达的移植抗原和患者的不同，免疫系统就会把它当作是对人体有害的异物，从而发动强烈的攻击，于是产生了各种排斥反应，最严重的会导致移植器官失去功能。此外，即使移植器官的移植抗原和患者的完全相同，仍有一些次要组织相容性抗原会引起不同程度的排斥反应。所以，移植前必须对患者和移植器官的组织相容性抗原进行全面的分析，尽可能选择与患者匹配程度高的移植器官，从而减少排斥反应的产生。

2．移植前免疫学检测

为预防移植后排斥反应的发生，在器官移植前必须进行相关的免疫学检测，主要包括：

（1）ABO 血型相容试验

检测供者与受者的红细胞血型抗原是否相同或相容，若为同种异体移植，供、受者血型需相同，至少要符合临床输血原则。

（2）HLA 配型

供体、受体之间移植抗原的差异是引起排斥反应发生的免疫学基础。移植物存活质量与供体、受体之间移植抗原的相符程度密切相关。相符程度越高，排斥反应发生越少，移植物存活质量越高；反之，相符程度越低，排斥反应发生次数越多，极不利于移植物存活，严重的可导致器官移植失败。机体各类组织细胞含有不同类别的组织抗原，以白细胞、血小板含量最丰富。组织相容性抗原具有明显的个体特异性,无组织、器官特异性。相同的组织相容性系统抗原的供体、受体间的同质器官移植可以成功,否则必会发生排斥反应。如不及时有效地采用免疫抑制治疗措施,极易导致器官移植失败。为提高移植物的存活效果,在施行同种异体器官移植手术前进行严格的组织配型是至关重要的。采用组织配型选择移植物的主要目的在于尽量减少移植物与受体之间的组织相容性抗原的差异,尽量避免超急性排斥反应的发生。主要检测方法有:HLA标准血清学配型以及DNA分型技术。

（3）预存抗体检测

受者预存抗体检测包括淋巴细胞毒交叉配合试验和群体反应性抗体检测(PRA检测)。淋巴细胞毒交叉配合试验为检测受者血清中针对特异性抗体反应性的最直接方法。阳性(>10%)提示:移植后有超急排斥反应或血管排斥反应的风险。PRA检测是通过检测受体内同种异体抗体对随机细胞群体反应的细胞筛查试验来测定其被致敏的程度,PRA水平高的患者,交叉配型的阳性率高,提示不容易找到合适的供体。

（4）混合淋巴液培养

受者与供者的淋巴细胞混合在一起培养,观察其转化率。若转化率大于20%,则提示供、受者的淋巴细胞抗原不同,不宜进行移植手术。

（三）免疫抑制剂

为预防排斥反应的发生,移植患者术后需长期使用免疫抑制剂。免疫抑制剂是一类对机体的免疫反应具有抑制作用的药物,能抑制与免疫反应相关的细胞(主要是T细胞和B细胞)的增殖和功能,降低免疫应答。由于各种免疫抑制剂的作用机制不同且其不良反应的程度多与使用剂量有关,因此,针对移植排斥反应发生的不同靶点和关键步骤常采用多种免疫抑制剂联合的方案,这样既可以协同增强免疫抑制效果,又可以降低各种免疫抑制剂的剂量和不良反应的发生率。合理的免疫抑制方案可以最大程度发挥其抗排斥反应作用的同时减少其不良反应,是保障移植受者长期高质量生存的重要基础。目前临床应用的免疫抑制剂分为免疫诱导药物和维持治疗药物两类。

1. 免疫诱导药物

（1）多克隆抗体

多克隆抗体是将不同来源的人类淋巴细胞作为免疫原,致敏鼠、兔、猪或马等动物,激活其B淋巴细胞分泌特异性抗体(免疫球蛋白)后,采集并纯化这些抗体而制成。目前临床应用的多克隆抗体有两类:抗胸腺细胞球蛋白(antithymocyte globulin,ATG)和抗人T细胞免疫球蛋白(anti-human T-lymphocyte immuno-globulin,ALG),前者有兔抗人胸腺细胞免疫球蛋白(rATG),后者有兔抗人T细胞免疫球蛋白(ALG-F),国内产品有猪抗人T细胞免疫球蛋白。

① 作用机制。

多克隆抗体是作用于 T 淋巴细胞的选择性免疫抑制剂,基本机制是致使 T 淋巴细胞耗竭。

② 适应证。

a. 预防急性排斥反应的诱导治疗。

b. 激素抵抗性急性排斥反应治疗。

c. 活组织检查(活检)证实为急性血管性排斥反应。

d. 怀疑排斥反应引起的血清肌酐迅速升高或无尿。

e. 在移植物功能延迟恢复(delayed graft function,DGF)时应用可以减少钙调磷酸酶抑制剂(calcineurin inhibitor,CNI)类药物的剂量,减轻移植肾的不良反应,预防急性排斥反应,缩短移植肾功能恢复的时间。

③ 用法用量。

a. 以 rATG 为例,预防排斥反应的剂量为 $0.04\sim1.50$ mg/(kg·d),治疗急性排斥反应的剂量为 $1.5\sim3.0$ mg/(kg·d),稀释后经外周静脉滴注,时间在 6 小时以上,疗程为 $3\sim7$ 天。

b. 每日给药或间隔给药对 T 细胞抑制作用相似,均能达到有效的免疫抑制作用。

c. 可通过监测移植受者血液循环中 T 淋巴细胞的数量来调节剂量,以控制外周血中 $CD3^+$ T 细胞(成熟 T 淋巴细胞)占淋巴细胞比例<10%为宜,与固定剂量方案相比,基于对 $CD3^+$ T 细胞的监测进行剂量调整,在一定程度上可以降低药物的成本。

④ 禁忌证。

既往使用同类制剂发生严重的全身性过敏反应、存在严重感染者。

⑤ 不良反应。

a. ATG、ALG 均为异种血清产品,具有强烈的抗原性,可能会引起不同程度的过敏反应,故使用前要询问患者的既往过敏史,根据说明书,注射前需预防性应用抗组胺药物、退热药及糖皮质激素,使用期间以及停药 2 周内均应进行密切观察,某些不良反应可能与滴速过快有关。

b. 白细胞减少和血小板减少较常见,治疗结束后应继续观察血细胞计数 2 周。

c. 使用多克隆抗体可能会增加巨细胞病毒感染的发生率。

d. 反复多次应用可增加淋巴组织增生性疾病和恶性肿瘤的发生率。

(2) 单克隆抗体

单克隆抗体是由单一 B 淋巴细胞克隆产生的高度均一、仅针对某一特定抗原表位的具有高度特异性的抗体。目前临床应用的白细胞介素-2 受体拮抗剂(interleukin-2 receptor antagonists，IL-2RA），是 T 细胞活化第 2 信号的阻滞剂，国内常用药物为巴利昔单抗。

① 作用机制。

IL-2RA 是一种人鼠嵌合的、针对 IL-2 受体的 α 链（CD25）的 IgG1 单克隆抗体。其以高亲和力、特异性竞争性封闭限制 IL-2 受体，阻断 T 细胞活化的第 2 信号，使 T 细胞分化停滞在 G0 期或 G1 期而不能进入 S 期，随之发生凋亡，从而抑制急性排斥反应。

② 适应证。

IL-2RA 用于排斥反应的预防。

③ 用法用量。

以巴利昔单抗为例，标准总剂量为 40 mg，分 2 次给予，每次 20 mg，首次应于移植术前 2 小时内给予，第 2 次于术后第 4 日给予。经配制后的巴利昔单抗可一次性静脉注射，亦可在 20～30 分钟内静脉滴注。如果术后出现对巴利昔单抗严重的过敏反应或移植物丢失等，则应停止第 2 次给药。

④ 禁忌证。

对巴利昔单抗或处方中其他任何成分过敏者均禁用。

⑤ 不良反应。

IL-2RA 不良反应较少。少见的不良反应包括发热、乏力、头痛、胸痛、咳嗽、呼吸急促、心率加快、血压升高、血糖升高、恶心、呕吐、便秘、腹泻、皮肤切口愈合缓慢等。用药前和用药期间需监测血糖，血常规，肝、肾功能和生命体征。未见细胞因子释放综合征者，不必使用糖皮质激素预防。妊娠期、哺乳期妇女慎用。

2. 维持治疗药

器官移植维持期免疫抑制剂的应用是为了预防急性排斥反应，在预防排斥反应与免疫抑制剂逐步减少剂量方面获取平衡，以获得受者和移植物的长期存活。目前常用的药物有 4 类：① CNI，包括环孢素（ciclosporin，CsA）和他克莫司（tacrolimus，FK506）。② 抗细胞增殖类药物，包括硫唑嘌呤（azathioprine，AZA）、吗替麦考酚酯（mycophenolate mofetil，MMF）、麦考酚钠肠溶片（enteric-coated mycophenolate sodium，EC-MPS）、咪唑立宾（mizoribine，MZR）和来氟米特（leflunomide，LEF）。③ 哺乳动物雷帕霉素靶蛋白抑制剂（mammalian target of rapamycin inhibitor，mTORi），包括西罗莫司（sirolimus，SRL）。④ 糖皮质激素。

（1）环孢素

CsA 是第一种 CNI 制剂。1983 年，美国食品与药品监督管理局（Food and Drug Administration，FDA）批准 CsA 上市，从此器官移植领域正式进入"CsA 时代"。1995 年，研究者们采用微乳化技术进一步改善了 CsA 的药代动力学特性并提高了其临床疗效。

① 作用机制。

CsA主要通过选择性抑制T淋巴细胞活化而发挥免疫抑制作用。

② 用法用量。

a. CsA与其他免疫抑制剂合用时，口服用药起始量通常为$3\sim6$ mg/(kg·d)，分2次服用，每12小时口服1次，根据受者免疫状态及血药浓度变化调整剂量，具体用量与CsA剂型及免疫抑制方案有关。

b. CsA可出现于母乳中，故接受本药治疗的母亲不应哺乳，CsA在动物实验中无致畸作用，但在孕妇中使用的经验仍有限。

c. 当CsA与有肾毒性的药物如氨基苷类、两性霉素B、环丙沙星、美法仑及甲氧苄啶等合用时，会增加CsA的肾毒性，应严密监测肾功能。

③ 不良反应。

a. 约1/3的患者可出现与剂量相关的肾功能损伤，可致血清肌酐增高，肾小球滤过率下降等，慢性、进行性肾毒性多发生于CsA治疗后12个月。

b. 较常见的不良反应包括肝毒性及神经毒性。

c. 高钾血症。

d. 部分服用者有厌食、恶心、呕吐等胃肠道反应及多毛、牙龈增生伴出血、疼痛等。

e. 过敏反应、胰腺炎、白细胞减少、雷诺综合征、糖尿病、血尿等较少见。

(2) 他克莫司

FK506为一种大环内酯类抗生素，是继CsA后的又一CNI类药物。1994年，FK506被美国FDA批准用于肝移植临床；1997年，FK506被批准用于肾移植；1999年，FK506在我国上市；2011年，FK506缓释剂型在我国上市，为移植受者带来方便，提高了服用药物的依从性。

① 作用机制。

FK506和体内FK506结合蛋白-12(FK506 binding protein 12, FKBP12)相结合形成复合物，该复合物专一性地与钙调磷酸酶结合并抑制钙调磷酸酶的活性，从而抑制T细胞中产生钙离子依赖型信号转导通路，阻止淋巴因子基因的转录，影响IL-2和其他细胞因子如IL-3、IFN-γ、肿瘤坏死因子(tumor necrosis factor, TNF)-α等的表达和CD25的表达，抑制CTL的生成。

② 用法用量。

与CsA相比，FK506具有有效剂量小和对正在发生的排斥反应有效的优点，已成为器官移植的一线基础药物之一。FK506包括静脉注射和口服两种剂型。FK506起始用量为$0.05\sim0.15$ mg/(kg·d)；儿童的起始剂量应是成人推荐量的$1.5\sim2.0$倍，以达预期的血药浓度；老年人使用FK506可以适当减少剂量。

FK506 对胚胎和婴幼儿具有毒性,并且能够分泌进入乳汁,在育龄妇女中应用 FK506 应充分权衡利弊,处于哺乳期的妇女服用 FK506 则不应哺乳。使用 FK506 时应避免与布洛芬、氨基苷类抗生素及其他肾毒性药物联合使用。

③ 不良反应。

a. 神经毒性和消化道不良反应较明显,临床表现有头痛、失眠、无力、恶心、呕吐、腹泻等。

b. 肝、肾功能损伤,高钾血症及低镁血症。

c. 常见的不良反应还有高血压、白细胞增多等。

d. 胰岛细胞毒性,导致胰岛素的合成和分泌减少,继发高血糖。FK506 的不良反应与其血药浓度密切相关,大部分不良反应在停药或减量后均能缓解,故使用 FK506 时应加强血药浓度监测。

第二章　肾移植照护策略

肾移植(renal transplantation)是终末期肾病患者的最佳替代治疗方式。自20世纪初,欧美学者就开始对临床肾移植工作进行不断探索。直至1959年,美国Murray和法国Hamburger各自第一次为异卵双生同胞胎施行了肾移植,标志着现代器官移植时期的实际开始。随后,硫唑嘌呤的合成及使用进一步推动了器官移植的发展。据美国器官共享联合网络(Organ Procurement and Transplantation Network,OPTN)数据显示从1988年1月至2016年10月共实施401914例次肾移植手术。我国临床肾移植术开始于1960年,由北京医学院附属一院吴阶平教授等开展。经过半个世纪的艰辛探索,我国肾移植工作从政策法规到临床实践都取得了丰硕的成果。2007年,《人体器官移植条例》的颁布表明我国器官移植事业进入一个规范发展的关键时期。另据中国肾移植科学登记系统(China Scientific Registry of Kidney Transplantation,CSRKT)资料显示,2007~2016年我国已登记实施肾移植总数为63842例次。目前随着医疗技术水平的提高,肾移植数量逐年增加,肾移植受者的生存率也在逐渐提高,但术后终身服用免疫抑制剂带来的并发症以及对移植失败、疾病进展的担心等严重影响肾移植受者术后的生活质量,因此加强肾移植患者术后居家照护尤为重要。

第一节　概　　述

一、肾脏的生理结构

(一)位置

正常成年人肾脏位于腹膜后间隙间、脊柱两侧,贴靠腹后壁的上部。

（二）颜色与形态

肾脏是成对的实质性器官，形似蚕豆，左右各一，新鲜肾呈红褐色，平均重量为134～148 g。一般女性肾脏略小于男性。

（三）结构

1. 肾脏被膜

由里向外分为三层：肾纤维膜、肾周脂肪囊及肾周筋膜。

2. 肾实质

分为肾皮质和肾髓质两部分。肾脏的泌尿功能主要由皮质肾单位完成。肾髓质含 10～20 个椎体，内有髓袢和集合管，椎体尖部称为肾乳头。肾乳头与肾小盏相连，肾脏中形成的尿液，从肾乳头部分经肾小盏、肾盂、输尿管到达膀胱，通过尿道排出体外。

3. 肾门

肾内侧缘中部凹陷处称为肾门，是肾血管、肾盂、神经和淋巴管等出入肾的部位。

4. 肾血管

肾血管主要包括肾动脉、副肾动脉及肾静脉。肾动脉左右各 1 支，少数有 2～4 支。副肾动脉为不经肾门入肾的肾动脉。肾静脉在肾内存在广泛的吻合，在肾门的内侧多有 2～4 个属支，大部分属支与动脉分支伴行，最后以接近直角汇入下腔静脉。

（四）功能

1. 生成尿液，排泄代谢产物

机体在新陈代谢过程中产生多种废物，绝大部分废物通过肾小球血滤过以及肾小管的分泌，随尿液排出体外。

2. 维持体液平衡及体内酸碱平衡

肾脏通过肾小球的滤过、肾小管的重吸收及分泌功能，排出体内多余的水分，调节酸碱平衡，维持内环境的稳定。

3. 内分泌功能

肾脏可分泌肾素、前列腺素、激肽；促红细胞生成素；活性维生素 D_3；降解部分内分泌激素如胰岛素及多种胃肠道激素。

二、肾移植的定义

肾移植，俗称"换肾"，是将具有活力的肾脏移植入尿毒症患者体内，使其在患者体内发挥泌尿、排毒和内分泌的作用,从而达到治疗尿毒症的目的。

三、肾移植的类型

(一)根据遗传学分类

1. 同质肾移植

有完全相同的抗原结构而供者和受者不是同个体间的肾移植术,如同卵双生子之间的肾移植。

2. 异种肾移植

同一种属之间,而供者和受者不是同一个体的肾移植术称为同种肾移植或同种异体肾移植,如人与人之间的肾移植。

(二)根据供肾来源分类

1. 活体肾移植

(1)亲属肾移植

父母与子女、兄弟姐妹之间作为供、受者的肾移植,通常不包括血缘关系较远或无血缘关系的亲属间的移植,但婚后三年感情融洽且无偿自愿捐献的夫妻间也可作为供受者。

(2)非亲属肾移植

供者与受者之间没有亲属关系的肾移植术。

2. 尸体肾移植

脑死亡供者(brain death donor,BDD)或心脏死亡供者(DCD)、受者之间进行的同种异体肾移植术。

3. 手术部位

(1)原位肾移植

手术时先将受者的病肾切除,再将移植肾移植到受者原来肾脏解剖位置的肾移植术。

(2)异位肾移植

肾移植手术方式常采用异位移植,即髂窝内或腹膜后移植,以前者多见。无需切除受者的病肾,在某些特殊情况下则必须切除,如病肾为肾肿瘤、严重肾结核、巨大多囊肾、多发性肾结石合并感染等。

四、肾移植的条件

（一）适应证

适用于经其他治疗无效、须靠透析治疗才能维持生命的终末期肾病患者。

1. 年龄

以 12～65 岁为宜。若为高龄患者，如心肺等重要脏器功能正常、血压平稳、精神状态良好，也可以考虑肾移植术。

2. 疾病

各种慢性肾病、肾盂肾炎、高血压性肾硬化、糖尿病性肾病、多囊肾等所致的不可逆性慢性肾衰竭。

3. 既往史

对于准备接受手术的患者，要求体内无感染病灶，无活动性消化道溃疡、肿瘤及肝炎，无结核病史，无精神病史，与供肾组织配型良好等。

（二）禁忌证

1. 绝对禁忌证

未治疗的恶性肿瘤、活动性结核、艾滋病或肝炎；精神病；严重心脑血管疾病；慢性呼吸功能障碍衰竭；持久性凝血障碍性疾病等。

2. 相对禁忌证

过度肥胖或恶病质；复发或难以控制的尿路感染；周围血管病；难以控制的糖尿病；年龄偏大或偏小；精神发育迟缓等。

五、肾移植的影响因素

（一）限制性因素

1. 肾源的缺乏

自愿捐献是肾移植肾源的重要来源，但由于受我国传统观念的影响或担心供肾术后身体健康受到损害，捐献器官者与等待肾移植者比例较小，肾源短缺已成为移植领域发展的瓶颈。

2. 经济状况

尿毒症患者需长期透析，病程长，肾移植手术治疗费用高，且术后仍需终身服用免疫抑制剂，免疫抑制剂大多较昂贵，因此，经济状况也是尿毒症患者是否选择肾移植术的关键因素之一。

3．免疫抑制剂药物的发展

为了预防和治疗排斥反应,肾移植术后受者需终身服用免疫抑制剂。随着免疫抑制剂药物的发展,肾移植的疗效得到了迅速提高,免疫抑制剂药物的发展是目前制约肾移植手术最为重要的因素之一。

（二）移植肾长期存活的影响因素

1．错配率（组织配型）

移植前 ABO 血型测定、HLA 配型、淋巴细胞毒配型结果对移植肾的存活起到决定性的作用。

2．受者自身的健康状况

肾移植受者原发病的种类、疾病状态、年龄与术后病情恢复都与移植肾的存活与否密切相关。

3．供肾质量

供者来源、供者身体健康状况以及肾脏冷热、缺血时间、灌注等均可影响供肾质量。

第二节　生活方式指导

一、饮食指导

肾移植术后受者易因食欲改善导致体重增加,且国内外研究均表明体重增加与代谢性疾病的发生密切相关,如糖尿病、高脂血症、高尿酸血症等,此类疾病对肾移植术后受者及移植肾的功能可产生严重影响。合理饮食、规律锻炼得到医务人员及肾移植受者的高度重视。

（一）饮食原则

低盐、低脂肪、低糖、高维生素、适量优质蛋白、低嘌呤饮食,补充钙质,平衡膳食,合理三餐。

（二）食物选择

1. 谷类和薯类

建议粮谷类和薯类食物每天的摄入量为 200～300 g,粗细搭配,增加食物纤维供给,如燕麦片、小米、糙米等。

2. 蔬果类

建议每日摄入新鲜蔬菜及瓜类 500 g 以上,水果每天的摄入量为 150～200 g,以不超过 250 g 为宜。少食柚子、西柚、葡萄、苹果汁,避免影响抗排斥药的血药浓度。

3. 动物性食品

以优质动物蛋白为主,如鸡蛋、奶制品、鱼、家禽类,成人按 0.8 g/(kg·d),不增加移植肾负担。儿童、孕妇、哺乳期、营养不良及其他消耗性疾病可相应增加摄入量。

（1）禽畜肉类

禽畜肉类可选择低脂肪、高蛋白的鸡肉、鸽肉、瘦肉、去皮禽肉等,建议每天的摄入量为 40～75 g。限制胆固醇含量高的食物,如动物内脏、肥肉等。

（2）水产品

富含多不饱和脂肪酸,可选择有鳞的鱼类,利于改善脂质代谢,建议每天的摄入量为 40～75 g,少食海鲜,限制软体鱼、无鳞鱼、鱼子等胆固醇含量高的食物。

（3）蛋类

以蛋白为主,建议每天的摄入量为 25～50 g,少吃蛋黄,可 3～4 天吃 1 个。

（4）奶类及奶制品

可选择低脂、脱脂奶,建议每天的摄入量为 300 g,适量饮用酸奶,可调节肠道菌群。

4. 豆类及豆制品

肾功能稳定后,适当进食豆类及豆制品,每天的摄入量应低于 50 g。

5. 坚果

坚果富含不饱和脂肪酸,建议每周的摄入量在 50 g 左右,如开心果、核桃等。

6. 食用油

可选择植物油,以玉米油、芝麻油、低芥酸菜籽油为宜,建议每天的摄入量低于 30 g,避免猪油、黄油、奶油的摄入。

7. 盐

建议盐每天的摄入量不超过 6 g(计算方法:啤酒瓶盖约容纳 6 g 食盐)。

8. 糖

选择血糖升糖指数低的复合糖类,严格限制单糖,如糖果、蛋糕、饮料等。

9．烟、酒

戒烟，避免酒精类饮料，如啤酒等。可少量饮用红酒。

10．水

鼓励少量多次饮水，每日饮水量应大于 2000 mL。少尿时，饮水量在前一日尿量的基础上加 500～750 mL。

中国居民平衡膳食宝塔如图 2-1 所示。

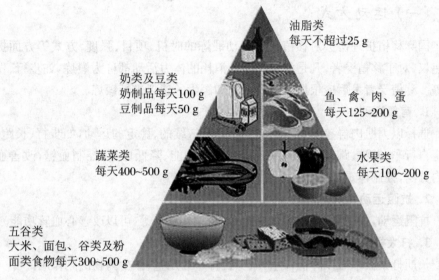

油脂类
每天不超过25 g

奶类及豆类
奶制品每天100 g
豆制品每天50 g

鱼、禽、肉、蛋
每天125~200 g

蔬菜类
每天400~500 g

水果类
每天100~200 g

五谷类
大米、面包、谷类及粉
面类食物每天300~500 g

图 2-1 中国居民平衡膳食宝塔

（三）饮食注意事项

（1）合理搭配，少量多餐，进餐时间相对固定。

（2）饮食卫生，食材新鲜。

（3）烹调食物要烧熟煮透。

（4）不吃隔夜、隔餐食品。

（5）盛放容器及碗、筷做好清洁消毒。

（6）尽可能在家中进餐。

（7）少尿时，限制钠、钾摄入，食物用开水煮沸后弃去汤汁，以除钾。

（8）避免刺激性食物，如辣味食品、咖啡、浓茶等，忌烟、酒。

（9）忌用提高免疫功能的食品，如木耳、甲鱼、红枣、香菇、人参、鹿茸、蜂王浆等。

二、运动指导

肾移植术后受者因担心移植肾损伤及破裂,多存在恐惧活动的心理,更偏向于选择久坐的形式。其实规律的运动锻炼对降低肾移植受者心血管疾病发生风险,控制移植后体重,缓解不良情绪,改善预后和生活质量具有重要意义。

(一)运动方式

国际移植护理协会对移植受者运动锻炼的时机、项目、强度、方式等方面提供了建议,对于移植受者,凡是能增加能量消耗的体力活动都称为锻炼,如步行、做家务等。移植受者术后应根据自己的情况和医生的建议进行锻炼。

1. 有氧运动

选择以大肌肉群参与为主的,有规律的、持续的、稳定的运动,如步行、长跑、骑固定自行车、游泳、跳舞等。有助于增进心肺功能、降低血压、控制血糖,改善血脂和内分泌,控制体重。

2. 抗阻运动

抗阻运动,如举重、使用跑步机跑步、骑动感单车等,可以改善心血管功能。

3. 打太极拳

长期打太极拳可以降低体重,减少抗排斥药用量,减少药物的副作用。

4. 伸展型运动

伸展运动可以提高骨骼和肌肉的柔韧性,减少拉伤或骨折的发生,最常见的有瑜伽和普拉提。

(二)运动强度

肾移植受者可以进行每周 3 次,每次 30～60 分钟的运动锻炼。运动前 5 分钟的热身(包括拉伸动作),持续一段时间的有氧运动(如步行、慢跑、骑车、跳绳)及抗阻运动,运动结束后 5～10 分钟的放松活动,如弯腰、踢腿,可以使心率恢复到每分钟比静息时高 10～15 次的水平,防止运动后心血管、肌肉和骨骼的损伤。

(三)运动注意事项

(1)医护人员给予运动指导,减轻肾移植受者对运动的恐惧。

(2)由于肾移植受者的运动耐力可能会下降,因此可以根据受者的实际情况,制订可行的锻炼计划。

(3)得到来自医护人员、家属等的社会支持,帮助肾移植受者建立运动能力的信心。

（4）饭后一个半小时再运动,运动之后不要立即卧床。

（5）避免激烈、容易导致受伤的运动,如踢足球、拳击、滑冰、摔跤等。

（6）出现呼吸困难、头晕眼花、极度疲劳等不适时,停止锻炼,咨询医生。

（7）一般不宜从事重体力活动,不提重物。

（8）术后6个月一般可重返工作岗位。

三、心理指导

肾移植术后,免疫排斥反应、长期服用药物产生的副反应及移植肾的存在给受者带来较多的负面情绪,是影响受者术后生活质量的重要因素之一。因此,与家属、医护人员携手,以健康的心理状态来呵护肾脏的"新生"尤为重要。

（一）常见心理问题

1. 兴奋感

术后初期,受者的主要心理特征是欣快和再生感,且伴有"奇迹般康复"或彻底摆脱病痛的幻想。

2. 罪恶感

接受器官者,尤其是供体为自己的亲属时,会觉得愧对家人,从而产生内疚、不安、自责及负罪感,会担心提供器官亲属的手术及身体状况。

3. 排斥感

部分受者想到自己体内的器官是由他人提供的,会产生一种强烈的异物感和排斥感,唯恐所移植的他人器官与自己的机体功能不协调。

4. 焦虑与抑郁

受者焦虑、抑郁的原因包括对手术期望值过高,对困难估计不足,担心经济问题以及排斥反应,担心工作、家庭及社会问题。

（二）应对技巧

1. 将健康知识变为健康行为

（1）提高对疾病、手术、康复、自我管理知识的认识。

（2）合理饮食、规律运动锻炼,适当参加各种社交活动。

（3）提高遵医行为,按时服药,定期复查。

（4）调整心态,建立健康生活方式。

（5）加强自身健康管理的能力。

2. 掌握情绪的自我调节方法

（1）多读书,开阔眼界,学习处理问题的方法。

（2）情绪波动时，试着深呼吸，让自己平静。

（3）通过饮食调节情绪：食用富含色氨酸的食物，如鱼肉、鸡肉、蛋类、香蕉等，其中香蕉含有较多的维生素 B_6、PP、烟酸以及微量元素钾、镁等。这些物质有助于帮助人们稳定情绪、镇静催眠，在睡眠中使大脑快速合成 5-羟色胺，醒后紧张焦虑等症状消失，使人的心情保持平静、愉快。

（4）情绪低落时可以换件衣服穿。

（5）尽量居住在阳光充足、色彩明亮协调的房间。

（6）尽量将自己的情感表达出来。

（7）学会自我放松、自我调节，培养兴趣爱好，转移对病情的过度关注。

3. 获取社会支持

（1）家属应与患者多交流、沟通，充分了解患者焦虑、抑郁的根本原因。

（2）寻求更多的社会、家庭支持，减轻经济负担。

（3）积极寻求医护人员的帮助。

（4）各种方法无法控制或缓解焦虑、抑郁时，应请求医生的帮助，进行心理治疗。

（5）必要时可小剂量服用抗抑郁药。

四、日常生活与工作指导

（一）生活环境

1. 一般要求

（1）术后一年内单独居住一个房间。

（2）保持房间环境整洁、采光良好，避免潮湿，建议每日至少通风 2 次，每次 30 分钟。

2. 环境消毒

（1）紫外线灯每天至少照射 1 小时，且使用时关闭门窗，人不可停留在房间内，不可直射眼睛，消毒后方可进入房间并通风。

（2）保持环境清洁，经常用 84 消毒液擦拭房间物品的表面。

（二）身体卫生

维持个人良好的身体卫生有助于降低感染的风险。

1. 勤洗澡

经常清洗，最好选择淋浴。

2．勤洗手

饭前、便后可采用七步洗手法洗手，同时也可使用指甲刷彻底清洁指甲。

3．注意口腔卫生

选择使用柔软的牙刷，避免损伤牙龈。饭后立即刷牙，可选用抗菌漱口液漱口。若有义齿，饭后应彻底清洗。

4．皮肤护理

使用皮质类固醇药物时，面部、胸部、肩部或者背部都可能出现痤疮，建议每天可用温和的抗菌肥皂局部清洗3次，并且确保将皮肤上的肥皂彻底冲洗干净。但出现严重或者感染的痤疮时应立即就医。若出现皮肤干燥，沐浴时可以使用温和的肥皂，并且在沐浴后使用润肤乳液。

5．其他

建议每天更换手帕和洗脸毛巾。经期妇女应该有规律地更换卫生巾或卫生棉。

（三）工作

1．工作时机

肾移植受者在术后半年病情稳定后，可以考虑回归工作。

2．工作类型

需根据自身恢复情况，从轻体力劳动开始。

3．工作时间

开始恢复工作后，建议先以半天工作时间为单位，逐渐过渡到全天。

4．注意事项

工作中注意移植肾区域的保护，勿碰撞及挤压；工作期间做好随访，有不适症状咨询专科医生后再考虑是否继续参加工作。

（四）生育指导

肾移植术后男性和女性的生殖能力可快速得到康复。男性肾移植术后生育对移植肾及自身健康无明显影响。大多数育龄期的女性受者在肾功能恢复的同时，月经和排卵功能也逐渐恢复，但移植后早期的避孕并未得到患者的足够重视，意外怀孕会带来难以想象的风险。国内各中心有关肾移植术后妊娠并分娩的成功案例大多在移植手术后2～3年。实体器官移植后的妊娠是高风险的，即使移植物功能稳定，风险也依然存在。因此，接受医护人员的专业指导，正确选择与应对生育问题至关重要。

1．生育的时机

（1）早期避孕方式

建议使用安全套进行避孕，还可以预防性传播疾病。暂时还没有关于移植后妊娠妇女避孕药物使用的循证医学依据。

（2）理想的妊娠条件

成功的肾移植手术 2 年后，身体条件适合产科要求，年龄在 35 周岁以下，停用吗替麦考酚酯至少 6 周后，使用维持量免疫抑制剂治疗，无排斥征象，移植器官功能稳定，其他致病状况（如高血压、糖尿病）控制良好等。

2. 分娩方式的选择和终止妊娠的指征

（1）分娩方式的选择

若无产科原因，推荐进行阴道分娩，其他原因可进行剖宫产手术。

（2）终止妊娠的指征

① 产科原因如重度妊高征、胎儿宫内窘迫等。

② 发生排斥反应，肾功能严重损害并逐渐加重，危及移植肾存活者。

③ 持续有尿蛋白及尿蛋白加重者。

④ 泌尿生殖系统严重疾病等。

3. 免疫抑制剂对生育的影响

（1）免疫抑制剂对胎儿的影响

多数专家认为环孢素、他克莫司、泼尼松对妊娠是相对安全的，美国移植协会建议停用吗替麦考酚酯转换成硫唑嘌呤至少 6 周后受孕，无移植物排斥的前提下维持免疫抑制剂的最低剂量是确保母婴安全的关键。

（2）免疫抑制剂对母乳喂养的影响

通常不建议母乳喂养，研究认为在服用他克莫司期间使用母乳喂养应该是安全的，但母乳喂养宝宝的长期影响尚需进一步研究。

4. 移植肾受者生育对子代的影响

与非移植受者后代相比，移植受者所生后代的生长、发育、健康状态及智力并无明显异常，但免疫抑制剂对受者后代的生育能力及免疫系统的影响将继续受到关注与跟踪调查。

第三节　用药指导

一、药物种类

（一）免疫抑制剂

免疫抑制剂是对机体的免疫反应具有抑制作用的药物，能抑制与免疫反应有关细胞(T细胞和B细胞等巨噬细胞)的增殖和功能,降低抗体免疫反应,在肝、肾等器官移植以及造血干细胞移植中有着非常广泛和重要的意义。

在治疗过程中,我们常将免疫抑制剂比作"双刃剑",免疫抑制不足容易发生排斥反应,免疫抑制过度却又引起患者的免疫功能低下从而引发易感染等问题,且药物自身的毒副作用较大。因此,对于移植后长期服用免疫抑制剂的患者,一定要在医生的指导下用药。

1. 糖皮质激素

(1)种类

常见药物包括:甲泼尼龙、强的松、地塞米松等。

(2)作用

糖皮质激素可通过抑制细胞和体液免疫反应,从而减少器官移植后的排斥反应,小剂量时主要抑制细胞免疫,大剂量时抑制浆细胞抗体产生而具有抑制体液免疫的功能。

(3)不良反应

① 移植术后短期可能会出现心血管疾病、移植后新发糖尿病、创口愈合不良、低血钾、水钠潴留、机会性感染增加等。

② 长期使用会出现白内障、糖尿病、高血压、肥胖、骨质疏松、消化道溃疡、肾上腺皮质功能亢进等。

(4)注意事项

① 一般一天一次,早餐后服用。

② 激素使用原则为起始足量、缓慢减药和长期维持。

③ 用药时注意有无不良反应,以免加重肾损害,导致病情恶化。

④ 当全身严重感染时,需减少甚至完全停药。

2. 钙调磷酸酶抑制剂

(1)种类

常见药物包括:环孢素(CSA)、他克莫司(FK506)。

① 目前市面出售的环孢素A有两种:一种是进口的,为瑞士诺华制药(新山地明),其剂型主要是胶囊;另一种是国产的,其剂型有口服液和胶囊。国内有华东医药(赛斯平)、华北制药(田可)等多家生产厂家。剂量分为25 mg/粒,50 mg/粒。

② 他克莫司(FK506)分为两种:国产的他克莫司和进口的他克莫司(又称普乐可复)胶囊,剂量分为0.5 mg/粒,1 mg/粒。

(2)作用

① 环孢素主要通过选择性抑制T淋巴细胞的活化而产生免疫抑制作用,特别是对T细胞激活的早期阶段具备强大的抑制作用。

② 他克莫司为大环内酯结构的免疫抑制药物,可以干扰钙依赖性信号传导途

径,阻断 T 淋巴细胞激活,防止移植肾的排斥反应。

(3) 不良反应

① 环孢素的不良反应有肝肾毒性、高血压、高尿酸血症、多毛症、齿龈增生、感染、震颤、头疼、肿瘤等。

② 他克莫司最常见的不良反应为肾毒性和神经毒性。神经系统的不良反应包括震颤、头痛、睡眠障碍,最严重的可以发生昏迷。

(4) 注意事项

① 一日 2 次,一般相隔 12 小时 1 次。

② 环孢素一般储存于 25 ℃以下的环境中,且应在服药前从铝箔外壳中取出以防降低药效。

③ 口服给药时,建议空腹或至少餐前 1 小时或餐后 2～3 小时分次服用,以温水送服最佳。

④ 避免食用西柚,以免影响血药浓度。

⑤ 可引起高血钾或加重原来存在的高钾血症,故饮食上应避免进食含钾的食物和引起钾潴留的利尿剂,如橘子、橙子等。

⑥ 出现震颤和无力的患者应注意安全防护。

⑦ 用药期间应定期监测血药浓度、血糖及肝肾功能等。

(5) 其他

① 影响环孢素血药浓度的药物。

升高环孢素血药浓度的药物包括:雌激素、雄激素、西咪替丁、地尔硫卓、异搏定、尼卡地平、尼莫地平、红霉素、交沙霉素、强力霉素、酮康唑、氟康唑、依曲康唑、诺氟沙星、环丙沙星、灭吐灵、泰能、秋水仙碱。

降低血药浓度的药物包括:苯巴比妥、苯妥英、安乃近、利福平、异烟肼、酰胺咪嗪、二氧萘青霉素、甲氧苄氨嘧啶。

② 影响他克莫司血药浓度的药物。

升高他克莫司血药浓度的药物包括:雌激素、雄激素、西咪替丁、地尔硫卓、异搏定、尼卡地平、红霉素、强力霉素、酮康唑、氟康唑、依曲康唑、诺氟沙星、环丙沙星、灭吐灵、泰能、秋水仙碱、达那唑、克霉唑。

降低血药浓度的药物包括:苯巴比妥、苯妥英、安乃近、利福平、异烟肼、酰胺咪嗪、二氧萘青霉素、甲氧苄氨嘧啶。

3. 抗细胞增殖类药物

(1) 种类

常见药物包括:硫唑嘌呤(依木兰,Aza)、咪唑立宾(布累迪宁)。其中吗替麦考酚酯(MMF)又包括吗替麦考酚酯胶囊(骁悉)、吗替麦考酚酯分散片(赛可平)、麦考酚钠肠溶片(米芙)。

（2）作用

属于嘌呤类抗代谢剂，影响 DNA、RNA、蛋白质合成，抑制 T 淋巴细胞、B 淋巴细胞在抗原刺激后的增殖。

（3）不良反应

高尿酸血症、机会性感染、肾损伤、消化道症状（恶心、呕吐、腹泻、便秘等）。最大的副作用是骨髓抑制，白细胞低于 $4 \times 10^9/L$ 时需考虑减量或停药。

（4）注意事项

① MMF 一日 2 次，一般相隔 12 小时 1 次。建议空腹服用。

② 降尿酸药会增加依木兰毒性，使用时应减少一半或以上。

③ 定期监测血常规、肝肾功能。

4. 新型免疫抑制剂

（1）种类

常见药物包括：西罗莫司（雷帕鸣，SRL）、宜欣可、赛莫司。

（2）不良反应

① 一般认为无肾毒性或肾毒性轻微，但应监测肾功能。

② 肝毒性，包括伴随血药谷浓度升高的致命性肝坏死。

③ 约有一半的患者出现高脂血症并且需要治疗。其他不良反应包括高血压、皮疹、痤疮、贫血、关节痛、腹泻、低钾血症和血小板减少。

（3）注意事项

推荐与环孢素及类固醇合并使用。每天口服一次，服用应维持用药的时间、方法、用量的一致性。环孢素与雷帕霉素可相互影响，建议服用环孢素 4 小时后服用雷帕霉素。

（二）抗感染药物

1. 抗菌药物

肺孢子菌是一种寄居于人体呼吸系统，能够感染人体的机会致病性病原体，在免疫力低下的受者体内可引发肺孢子菌肺炎。

（1）种类

根据改善全球肾脏病预后组织（Kidney Disease Improving Global Outcomes，KDIGO）临床实践指南，肾移植受者的诊治中推荐复方磺胺甲噁唑为预防和治疗肺孢子菌肺炎的首选药物。

（2）作用

抗菌药物作用于肺孢子菌的二氢叶酸还原酶和合成酶，可以双重阻断叶酸合成，从而干扰肺孢子菌蛋白质的合成，起到杀菌的作用。

（3）不良反应

因磺胺类药物由肾脏排出时在肾小管中易析出结晶损伤肾小管或输尿管，而形成结晶尿、血尿，出现尿痛、尿闭等症状。也可产生胃肠道症状，肝功能损害，血液系统反应，发热、皮疹等变态反应。

（4）注意事项

① 对同类药物过敏者、巨细胞性贫血、孕晚期、哺乳期及严重肝功能损害者禁用。

② 保证水的摄入量，受者尿量维持在 2000～3000 mL/d，可与利尿剂结合碱化尿液。

③ 注意监测肝肾功能。

④ 不能与苯佐卡因、利多卡因、氨苯丁酯、多非利特及孟得立胺合用。

2. 抗病毒药物

（1）种类

常见药物包括：阿昔洛韦、更昔洛韦、缬更昔洛韦及膦甲酸钠，目前临床一线用药多为更昔洛韦。

（2）作用

直接抑制 DNA 聚合酶和反转录酶，抑制病毒的复制和活性。在治疗巨细胞病毒感染的肺炎上有较好的疗效。

（3）不良反应

服用更昔洛韦后可能会出现腹痛、恶心、腹胀、肺炎、感觉异常、皮疹以及白细胞降低等不良反应。

（4）注意事项

① 注意监测白细胞。

② 不建议妊娠期使用。

③ 巨细胞感染初期治疗由于巨细胞病毒处于高水平复制期，口服更昔洛韦的血药浓度过低，易导致巨细胞病毒出现耐药情况，急性期时应静脉给药，而不宜口服给药。

（三）降压药

目前常用的降压药物可归纳为五大类：β 受体阻滞剂、钙通道阻滞剂（calcium channel blockers，CCB）、血管紧张素转换酶抑制剂（angiotensin converting enzyme inhibitors，ACEI）、血管紧张素 Ⅱ 受体阻滞剂（angiotensin Ⅱ receptor blockers，ARB）和利尿剂。具体遵照医嘱合理使用，降压药的种类、常见商品名及副作用详见表 2-1。

表 2-1　常用降压药的种类、常见商品名及副作用

药品名称		常见商品名	副作用
β受体阻滞剂	美托洛尔	倍他乐克	疲劳、肢体寒冷、糖脂代谢紊乱
	比索洛尔	康忻	
	卡维地洛	金络	
钙通道阻滞剂（CCB）	硝苯地平	拜新同/欣然	头痛、脸面潮红、心悸、踝部水肿
	非洛地平	波依定	
	氨氯地平	络活喜/施慧达	
	尼莫地平	尼膜通	
血管紧张素转换酶抑制剂（ACEI）	卡托普利	开博通	干咳、高血钾、皮疹、口腔溃疡
	依那普利	依苏	
	贝那普利	洛丁新	
	福辛普利	蒙诺	
	培哚普利	雅施达	
血管紧张素Ⅱ受体阻滞剂（ARB）	缬沙坦	代文	头痛、头晕、偶见高血钾
	氯沙坦	科素亚	
	厄贝沙坦	安博维	
利尿剂	螺内酯	安体舒通	低钾、低镁血症、高尿酸血症
	呋塞米	速尿	
	双克	氢氯噻嗪	
	托拉塞米	特苏尼	

二、用药居家管理

（一）免疫抑制剂

（1）应该严格按照医嘱服药，绝对不可轻信他人的劝告，切勿自行改药或加药、减药、停药。掌握服药的剂量、时间、次数、方法。

（2）明确监测药物浓度的重要性。

（3）未经医生允许请勿同时服用其他药物。

（4）将药品按照说明书的要求储藏。

（5）漏服免疫抑制剂时：如漏服药时间在 4 小时内，应该立即补服治疗剂量；

如在 4～6 小时范围,可尽早服用全量药物,然后在下次服药时间只服用半量,绝对不能在下次服药时擅自增加剂量;如大于 6 小时,应尽早补服,然后将下次服药时间适当推后,两次服药时间间隔不能少于 8 小时。

(6)多服免疫抑制剂时:服药时间距下次服药间距小于 6 小时,可暂停一次服药。在此期间不要检测药物浓度,因为不能真实反应药物的代谢情况。

(7)遇到严重呕吐腹泻者,遵医嘱适当补增剂量。

(二)降压药及其他药物

遵医嘱按时按量服用,出现不良反应及时就医。

第四节　症状管理

一、排斥反应

1. 概念

排斥反应包括 T 细胞介导的排斥反应和体液性排斥反应。前者是肾移植术后最常见的急性排斥反应类型,常发生于术后 3 个月内。后者是由于受者体内产生针对供肾的特异性抗体引起的组织损伤。

2. 临床表现

主要表现为发热(体温高于 37.2 ℃)、移植肾区肿胀疼痛、血压较平时升高、24 小时尿量较平时骤然减少、血肌酐升高。

3. 预防措施

(1)按时进行门诊复查。

(2)按时按量服用抗排斥药物。

(3)按时测量血压、尿量。

(4)避免服用对肾功能有损害的药物及食物。

(5)规律生活作息,切忌过度劳累。

二、呼吸道感染

1. 临床表现

主要表现为咽喉肿痛、咳嗽咳痰、流鼻涕,不活动的情况下或从事轻体力劳动时自觉胸闷、气促、血氧饱和度低于 90%、发热(体温高于 37.2 ℃)。

2. 预防措施

(1) 每天按时测量血压和血氧饱和度。

(2) 按照自身情况选择合适的身体锻炼方式及运动强度。

(3) 尽量避免去人多、环境密闭的公共场所,如果去此类地方,要佩戴好口罩。

(4) 每天 1～2 次对居家环境进行空气消毒及物体表面的清洁,注意开窗通风。

(5) 天气变化时,注意及时加减衣物,不可过度保暖或衣物单薄。

(6) 做好手部的卫生清洁,外出返回后、餐前便后用流动水及肥皂洗手。

三、移植术后代谢并发症

(一) 高血压

1. 概念

高血压是一种以体内循环动脉压升高为特点的临床综合征,动脉压的持续升高可以造成靶器官损害,如心脏、脑、肾脏及血管等的损害。移植术后高血压对移植肾功能及其长期存活产生严重的不良反应。

2. 临床表现

主要表现为头痛、疲倦或者烦躁不安、心律失常、心悸耳鸣。

3. 预防措施

(1) 改变不良生活习惯,戒烟控酒,减少钠盐的摄入,增加富含钾的食物,如新鲜蔬菜、水果及豆类。

(2) 适当运动,控制体重的增加。

(3) 遵医嘱调整抗排斥药物的服用剂量。

(4) 保持心情愉悦,减少精神压力。

(二) 糖尿病

1. 概念

随机血糖≥11.1 mmol/L;空腹血糖≥7.0 mmol/L;OGTT 中,葡萄糖负荷后 2 小时,血糖≥11.1 mmol/L,满足以上任一条件并且为非同日重复测量即可确诊。空腹血糖为 5.6～6.9 mmol/L 为空腹血糖受损,餐后 2 小时血糖为 7.8～11.1 mmol/L 可诊断为糖耐量受损。

2. 临床表现

主要表现为多饮、多食、多尿、体重下降。

3. 预防措施

(1) 确诊 PTDM 后,遵医嘱服用降糖药物,注意观察服药期间的低血糖反应。

(2) 遵医嘱调至免疫抑制剂的剂量。

(3) 合理饮食、控制体重和适量运动。

（三）高脂血症

1. 概念

高脂血症是指脂肪代谢或运转过程异常,包括脂类异常升高和脂蛋白的异常所致血浆中一种或多种脂类成分高于正常水平。

2. 预防措施

(1) 保持健康的生活方式,戒烟戒酒,控制体重。

(2) 服药过程中,按时监测肝肾功能的情况。

(3) 限制胆固醇摄入,低脂饮食。

（四）高尿酸血症

1. 概念

正常情况下,人体尿酸的产生和排泄保持动态平衡,一般成年人每天产生尿酸 750~800 mg,如果尿酸生成增多或排泄减少,体内尿酸蓄积,可导致高尿酸血症。

2. 临床表现

主要表现为血尿酸升高,反复发作的急性关节炎,尿酸盐晶体形成的痛风石,同时痛风石聚集在关节内和关节周围导致的关节畸形。

3. 预防措施

(1) 遵医嘱口服降低尿酸的药物。

(2) 要节制饮食,避免大量进食高嘌呤食物。

(3) 减少酒精的摄入,尤其是啤酒,啤酒在发酵过程中可产生大量嘌呤,过度饮用可增加尿酸生成。

（五）骨质疏松症

1. 概念

主要表现为骨痛和骨折,是一种以骨量减少和骨组织显微结构退行性改变为特征、骨脆性增加、易发骨折的一种全身性代谢性骨病。

2. 预防措施

(1) 丰富饮食结构,加强营养支持。

(2) 服用钙剂和维生素 D,增加钙和维生素 D 的摄入和吸收。

(3) 加强体育锻炼,提高骨关节的灵活性及耐受力。

（4）穿着合适大小的鞋子,防止跌倒、跌伤。

（5）定期监测血钙和尿钙。

四、心血管疾病

（一）冠心病

1．概念

冠心病是指由于冠状动脉粥样硬化使管腔狭窄、痉挛或阻塞导致心肌缺血、缺氧或坏死而引发的心脏病。

2．临床表现

主要表现为胸痛、胸部压迫、呼吸短促,可能伴有头晕、恶心、出冷汗等。

3．预防措施

（1）及时治疗基础疾病,如高血压、糖尿病。

（2）养成良好的生活习惯,戒除不良嗜好,尤其是戒烟,控制饮酒。

（3）定时监测血压、血脂、血糖的变化。

（4）均衡饮食,控制体重,避免摄入过多的盐、糖及反式脂肪酸。

（5）保持心情愉悦,减轻压力。

（6）遵医嘱服用预防的药物。

（二）心律失常

1．概念

心律失常是肾移植术后常见的并发症,主要是由于窦房结激动异常或激动产生于窦房结以外,激动的传导缓慢、阻滞或经异常通道传导,即心脏活动的起源和（或）传导障碍导致心脏搏动的频率和（或）节律异常,严重影响移植术后受者恢复和预后。

2．临床表现

主要表现为心悸、出汗、乏力、憋闷,进一步发展可出现头晕、晕厥等。

3．预防措施

（1）形成良好的生活习惯,戒除不良嗜好,尤其是戒烟和控制饮酒。

（2）合理安排劳动与休息的时间,并适当进行锻炼。

（3）不可暴饮暴食,可进食合适、新鲜的蔬菜、瓜果及肉类,避免摄入咖啡、酒类等刺激性液体。

（4）保持平和稳定的情绪、放松精神。

五、腹泻及便秘

（一）腹泻

1. 概念

腹泻通常是指排便次数多于平时，粪便量增多，含水量增加，粪便变稀，并且可含有异常成分，如未经消化的食物、黏液、脓血及脱落的肠黏膜。

2. 临床表现

主要表现为进食生冷寒凉或者不清洁的食物后，出现频繁呕吐、腹痛、腹泻，发热（体温高于 37.2 ℃），不能正常进食。

3. 预防措施

（1）避免进食生冷寒凉或者不清洁的食物。

（2）在家进餐时尽可能单独使用餐具。

（3）不可食用过夜的饭菜或者不新鲜的食材。

（4）均衡饮食，食物种类不可过度单一。

（二）便秘

1. 概念

主要表现为每周排便少于 3 次，并且排便费力，粪质硬结、量少。

2. 预防措施

（1）每天摄入相对足量的食物，尤其是富含纤维素的食物。

（2）每天保证 2000～2500 mL 的饮水量。

（3）顺时针环形按摩腹部，促进胃肠蠕动。

（4）养成按时排便的习惯，遵医嘱使用润滑性泻药（开塞露）、渗透性缓泻药（乳果糖），必要时及时就医。

（5）避免过多食用容易产气或者不易消化的食物。

六、膀胱刺激征

1. 概念

膀胱刺激征是指尿频、尿急、尿痛。正常人白天平均排尿 4～6 次，夜间 0～2次，如果每日排尿次数＞8 次称为尿频。尿急是指尿意一来就有要立即排尿的感觉。尿痛是指排尿时膀胱区及尿道口产生的疼痛，疼痛性质为烧灼感或刺痛。

2. 预防措施

（1）每天保证 2000～2500 mL 的饮水量。

（2）不可擅自服用抗生素。

（3）注意个人卫生，保持会阴部清洁。

（4）规律生活作息，切忌过度劳累。

（5）每天测量 24 小时的总尿量。

七、其他

　　肾移植术后因药物服用、免疫排斥反应等可使受者出现白细胞减少、血小板减少以及药物性肝损伤等并发症，居家自我管理时遵医嘱用药，并及时进行肝肾功能检查，必要时请及时就医。

第三章　肝移植照护策略

肝移植始于 20 世纪初期,早在 1900 年,科学家们即开始了肝组织移植的试验研究。20 世纪 50 年代,人们进行了狗全肝移植的动物实验并获得成功,解决了肝移植中的许多技术性问题。1963 年,现代肝移植之父美国医生 Starzl 施行世界上第一例人体原位肝移植,1967 年他完成首例成功的肝脏移植手术,获得了原位肝移植的长期存活病例。1969 年,Fortner 报告异位肝移植长期存活病例,肝移植因此进入了临床应用阶段。历经几十年的蓬勃发展,肝移植已在全世界步入成熟时期,肝脏移植已成为挽救终末期肝脏疾病患者最有效的治疗手段。

我国肝移植事业虽然起步较晚,但发展较快。我国肝移植于 20 世纪 70 年代开始起步。1973 年,华中科技大学同济医学院器官移植研究所夏穗生教授等率先开展了狗的肝移植动物实验,为中国肝移植发展奠定了技术基础。1977 年,上海交通大学医学院附属瑞金医院林言箴教授团队施行了我国临床首例同种异体肝移植术,正式拉开了我国临床肝移植的序幕。近年来,肝移植例数仅次于肾移植居于第二位。肝脏移植随着技术不断完善,全球大量危及生命的肝病患者已获得新的生命。肝移植术后生存期逐渐延长,居家照护质量直接关系到受者的生命质量。

第一节　概　　述

一、肝脏的生理结构

(一) 位置

肝脏是人体除皮肤以外最大的器官,也是最重要的消化器官。肝脏位于右上腹部,隐藏在右侧膈下和肋骨深面,大部分肝被肋骨所遮挡,仅在腹上区、胸骨下方的一部分露出并直接接触腹前壁,肝上面则与膈及腹前壁相接。一般认为,在成人肝上界位置正常的情况下,如在肋弓下触及肝脏,则多为病理性肝肿大。幼儿的肝下缘位置较低,露出到右肋下一般均属正常情况。

肝的位置常随呼吸改变,通常平静呼吸时升降可达 2～3 cm,站立及吸气时稍下降,仰卧和呼气时则稍升,医生在给患者肝脏触诊检查时,常要患者作呼吸配合。

(二) 颜色与形态

正常肝呈红褐色,质地柔软。成人的肝重量相当于体重的 2%。据统计,我国成人肝的重量,男性为 1230～1450 g,女性为 1100～1300 g。肝脏呈不规则楔形,右侧钝厚而左侧扁窄,借助韧带和腹腔内压力固定于上腹部,其大部分位于右侧季肋部,仅小部分超越前正中线达左季肋部。

(三) 结构

肝的上面紧挨膈肌,称之为膈面,由镰状韧带将其悬于膈下,并将上面分为左右两叶。肝的下面紧挨腹腔内脏器,称之为脏面,呈"H"形的三条沟(左、右纵沟,横沟)将其分为四叶(左叶、右叶、方叶、尾叶)。左侧纵沟前部有肝圆韧带,横沟称为肝门,在肝门处有神经、肝动脉、门静脉、淋巴管和肝管出入。由肝动脉、门静脉双重供血,经肝静脉回流。肝右叶上方与右胸膜和右肺底相邻;肝左叶上方与心脏相邻,小部分与腹前壁相邻;肝右叶前部与结肠相邻,右叶后部与右肾上腺和右肾相邻;肝左叶下方与胃相邻。肝脏结构示意图如图 3-1 所示。

(四) 功能

肝脏对人体的作用很大,承担着维持生命的重要功能,人体主要是靠肝脏来代谢的。肝脏的主要功能是分泌胆汁、代谢储藏糖原,调节蛋白质、脂肪和碳水化合物的新陈代谢,参与维生素和激素的代谢等,还有解毒、造血和凝血、防御等重要功能。此外,肝脏还是人体内最大的解毒器官,肝脏对来自体内和体外的许多非营养性物质如各种药物、毒物以及体内某些代谢产物,具有生物转化作用,通过新陈代谢将它们彻底分解或以原形排出体外,这种作用也被称作"解毒功能"。

二、肝移植的定义

各种原因引起的肝脏疾病发展到晚期危及生命时,可以采用外科手术的方法,切除已经失去功能的病肝,然后把一个有生命活力的健康肝脏植入人体内,挽救濒危患者的生命,这个过程就是肝移植,俗称"换肝"。

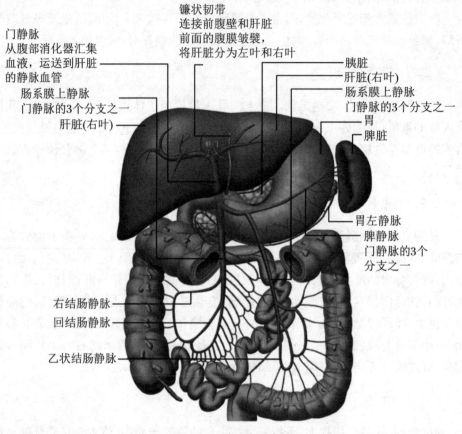

门静脉
从腹部消化器汇集
血液，运送到肝脏
的静脉血管
肠系膜上静脉
门静脉的3个分支之一
肝脏(右叶)

镰状韧带
连接前腹壁和肝脏
前面的腹膜皱襞，
将肝脏分为左叶和右叶

胰脏
肝脏(右叶)
肠系膜上静脉
门静脉的3个分支之一
胃
脾脏

胃左静脉
脾静脉
门静脉的3个
分支之一

右结肠静脉
回结肠静脉
乙状结肠静脉

图 3-1　肝脏结构示意图

三、肝移植的类型

（一）根据肝脏来源分类

1. 尸体供肝肝移植

脑死亡供者（BDD）或心脏死亡供者（DCD）、受者之间进行的同种异体肝移植术。

2. 活体供肝肝移植（LDLT）

是指将正常健康人肝脏的一部分切取下来给患有终末期肝病的患者，并进行原位移植，以代替患者病肝的一种肝脏移植手术。

（二）根据植入部位分类

1. 原位肝移植

手术时先将受者的病肝切除，再将移植肝移植到受者原来肝脏解剖位置的肝移植术。

2. 异位肝移植

保留受体原肝，将供肝植入受体体腔的其他部位的肝移植术，如在脾床上、盆腔或脊柱旁。

（三）其他分类

根据移植肝是否为完整肝脏还可分为全肝移植和部分肝移植，部分肝移植包括减体积肝移植、劈离式肝移植及活体供肝肝移植。其他分类比如多米诺肝移植、辅助性肝移植、ABO 血型不相容肝移植、自体肝移植等。

1. 多米诺肝移植

多米诺肝移植是指把第一位肝移植受者所要切除的肝脏同时再作为供肝移植给其他患者，如同多米诺骨牌一样连续的进行移植。多米诺肝移植中所要利用的肝脏必须具有良好的功能，对于植入切除肝脏的多米诺受者，其代谢缺陷性疾病的发生必须有足够长的潜伏期。目前，多米诺肝移植最常被用作为供者是家族性淀粉样多神经病变患者。

2. 辅助性肝移植

辅助性肝移植是保留受者部分或者全部肝脏，将供者的部分或者全部肝脏植入受者体内的一种肝移植方法。

3. ABO 血型不相容肝移植

过去肝移植的配型原则是供受者血型一致或相容，而 ABO 血型不相容则被视为肝移植的相对禁忌证。随着多项实验研究和临床尝试的成功，包括新的免疫抑制方案、围手术期血浆置换、抗原特异性免疫吸附、应用利妥昔单抗及肝动静脉灌注等，近年来其疗效获得了进一步改善，ABO 血型不相容肝移植也在临床应用。

四、肝移植的条件

实施肝移植主要有两个目的，延长患者生存时间和改善患者生活质量。因此，急性或慢性肝病用常规内、外科方法无法治愈，预计在短期内（6～12 个月）无法避免死亡者均是肝脏移植的适应证。但肝脏的适应证并不是一成不变的，随着肝脏移植实践的深入，新的适应证将得到不断的开发，而一些疗效不佳的适应证将受到摒弃。

（一）适应证

（1）慢性肝实质病变：如慢性乙型病毒性肝炎、慢性丙型病毒性肝炎、酒精性肝硬化、自身免疫性肝炎、隐源性肝硬化等。

（2）胆汁淤积性肝病：如原发性胆汁性肝硬化、继发性胆汁性肝硬化、原发性硬化性胆管炎、胆道闭锁、先天性肝内胆管发育不良综合征、家族性肝内胆汁淤积等。

（3）导致肝硬化的代谢性疾病：血色素沉着病、α_1 抗胰蛋白酶缺乏症、威尔逊病、非酒精性脂肪性肝炎、酪氨酸血症、糖原贮积病等。

（4）无肝功能紊乱的代谢性疾病：淀粉样变、高草酸尿症、尿素循环障碍等。

（5）急性暴发性肝衰竭：病毒性肝炎、中毒性肝炎等。

（6）肝脏恶性疾病：肝细胞癌、血管内皮细胞瘤、肝母细胞瘤、胆管癌、转移性神经内分泌肿瘤等。

（7）其他疾病：多囊肝病、布加综合征、肝包虫病等。

（8）再次移植：首次移植失败、原发病复发等。

世界上常见的肝移植适应证包括病毒性肝炎、成人酒精相关的肝硬化以及胆道闭锁。目前在亚洲国家活体肝移植适应证中，胆道闭锁和乙型肝炎病毒相关性肝病是主要的两大适应证，分别占 37% 和 28%。

（二）禁忌证

（1）存在难以控制的全身性感染（包括细菌、真菌、病毒）者。

（2）难以戒除的酗酒或药物依赖者。

（3）患有不可逆脑组织损害者。

（4）肝外存在难以根治的恶性肿瘤。

（5）肝脏以外的生命重要器官如心、肺、肾功能不全或衰竭（不排除此类患者可以行多脏器联合移植的可能）。

（6）有难以控制的心理障碍或精神病。

（7）受体与移植供肝不相容。

第二节　生活方式指导

一、饮食指导

肝移植术后免疫抑制剂的长期服用,不同程度地影响着患者的机体代谢,包括糖、蛋白质、脂类(如胆固醇)、尿酸等,同时由于移植手术后慢慢的饮食恢复,部分患者食欲大增,体重较之前明显增加。此时需要加以节制,在医生及营养师的指导下制订一个长期的饮食计划,达到并维持良好的营养状况。

(一)饮食原则

总的饮食原则:建议低盐低脂饮食,少食多餐,荤素搭配,品种多样。每天保证主食、蔬菜、蛋白质等的摄入。

(二)食物选择

推荐的食物包括:① 动物类,鱼(鲫鱼、黑鱼)、鸡、牛肉、瘦肉、虾、奶制品和蛋等。② 植物类,番薯叶、山药、胡萝卜、萝卜、西瓜、冬瓜、薏仁、玉米、芹菜、卷心菜、黄瓜、茄子、西红柿、西葫芦、土豆、绿色蔬菜等。具体食物选择如下:

1. 盐

移植手术后早期和康复期均需低盐饮食;如无高血压、水肿、尿少等,可以正常饮食,可按世界卫生组织推荐的每日摄入盐少于 5 g。避免食用罐装食品、薯片、火腿肠、榨菜等含钠高的食物。低盐是指每天食盐 3～4 g(1 g 食盐约黄豆粒大小,1个矿泉水瓶盖能装 10 g 盐),可购买标有克数的勺子。

2. 糖

在血糖正常的情况下,可正常饮食。但肝移植术后免疫抑制剂的应用易诱发糖尿病。糖尿病不仅对心血管系统有影响,而且会影响移植肝的功能,增加排斥的发生率。因此,术后患者应少吃甜食,建议每天保证蔬菜的食用量,宜食用新鲜水果(含有果糖),每天 150～200 g,一般不宜超过 250 g(半斤),但是葡萄柚(也称西柚)会影响免疫抑制剂的药物溶度,因此避免食用,除非因药物浓度需调整,在医生指导下服用。

3. 脂类

少食高脂肪含量的食物,高脂肪食品是指含脂肪量高的食物,比如核桃、芝麻、花生、油炸食品、肥肉、动物内脏及奶油制品等含油量高的食物,如果长期过多食用这些高脂肪食品,血液中的游离脂肪酸将会大大增加,并不断运往肝脏,加重肝脏的代谢负担。

日常饮食以清淡为主,远离油炸食品,适量进食高脂肪含量食物的同时,多食用新鲜蔬菜,增加食物纤维的摄入,做好粗细搭配。增加不饱和脂肪酸(如大豆油、橄榄油、茶油等植物油以及鱼油),并减少饱和脂肪酸(如猪油、黄油等)的摄入。注意,是适量少吃并不是禁吃,脂类是人体所必需的。

免疫抑制剂本身可能会引起高脂血症,导致动脉粥样硬化。因此,术后患者特别是高血脂者应注意限制胆固醇的摄入。即使胆固醇正常,也需要控制其摄入,不食或少食红肉、蛋黄等。

4. 优质蛋白

免疫抑制剂能加速蛋白质的分解并抑制其合成,使蛋白质的消耗增加,故宜适量增加优质蛋白的供给。动物性蛋白的消化率能达到97%,而豆类蛋白质的消化率只有78%,优质蛋白质主要是动物性蛋白,如鱼、禽、蛋、瘦肉等动物性食物;而植物性蛋白,如大豆、花生等,宜适量食用。在动物性蛋白中,建议多食用鸡、鸭等禽肉和鱼、虾等水产(俗称白肉),猪肉、牛肉、羊肉(俗称红肉)等较"白肉"含有更多的胆固醇和脂肪。但需注意即使术后患者肝功能正常,蛋白质的摄入仍不宜过高,过量摄入蛋白质也会增加肝脏的负担。成人每天每公斤体重摄入 $1\sim1.2\,g$ 蛋白质即可(慢性肝功能损害者 $0.5\sim0.6\,g$)。例如:体重 50 kg 的患者每日摄入 $50\sim60\,g$ 蛋白质(一两左右),300 mL 牛奶或 2 个鸡蛋或 50 g 瘦肉可以供给 9 g 优质蛋白,控制体重指数(body mass index,BMI)在 $18.5\sim23.9\,kg/m^2$(BMI = 体重 ÷ 身高的平方)。

5. 钙

肝移植术后长期服用免疫抑制剂会抑制钙吸收,而肝功能异常本身也会影响钙吸收,长期缺钙会导致肌肉神经的兴奋性增高,从而出现骨质疏松,表现为腰痛、骨关节痛、四肢抽搐等,因此,要适当补钙。人体每日所需的钙为 800 mg,50 岁以上患者可增至 1000 mg,牛奶是人体钙的最佳来源,其他含钙丰富的食品包括:虾皮、绿叶蔬菜等。在烹调鱼、排骨等食品时,可适量添加食醋,有利于钙的溶解。1 瓶 250 mL 牛奶的含钙量约为 250 mg,一枚鸡蛋的含钙量约为 25 mg,每 100 g(即 2 两)虾皮中的含钙量约为 991 mg,每斤上海青的含钙量约为 540 mg,与牛奶的含钙量相当,所以每天食用绿色蔬菜很有必要。

很多人存在一个误区,认为骨头汤会补钙,其实骨头里面的钙绝不会轻易溶解出来,有试验证明,高压锅蒸煮 2 小时后,骨头里面的脂肪纷纷浮出水面,而汤里面的钙仍是微乎其微。

补钙的同时要晒太阳并补充维生素 D,多进行户外活动,做足防晒措施。柔和的阳光下,时间以早上 9～10 点及下午 3～4 点之后为宜,夏天时间要调整,长度为 30 分钟以内,促进钙吸收。注意晒太阳要适量,不要在阳光强烈且没有保护措施的环境中暴晒。

另外,过量补钙会加重肝脏的负担,有些高钙食品不宜过多食用,如紫菜、熟芝麻、豆腐干、高丽菜、豆芽菜、橄榄菜等。

6. 水分

尽量保证每天饮用大约 2000 mL(4 斤)液体,有助于加速药物代谢产物排泄和防止痛风结石形成。但液体摄入也不宜过多,液体摄入过多会增加心脏负担,所以需注意每天液体进出量的基本平衡。每天饮水量依每日尿量而定,一般每天尿量在 2000 mL 左右,那么每天的饮水量也应略多于 2000 mL。

(三) 饮食注意事项

(1) 不要进食过多、过快:进食过多、过快,容易增加胃肠道、肝脏及胰腺等消化器官负担;尤其是晚餐,宜清淡,勿过饱。

(2) 避免摄入过多加工食物:精加工食物中大都含有多种防腐剂、色素或人工甜味剂等食品添加剂,食品添加剂含有多种人体难以分解的化学物质,进入人体后会增加肝脏的解毒负担。因此,尽量少吃熏肉、盒装谷物、罐头、调味料和工业生产的调味品、碳酸饮料、油炸包装零食及爆米花等加工食品。

(3) 过敏体质谨慎食用海产品,如虾、蟹等贝壳类食物。

(4) 忌食用可提高免疫功能的食品及保健品,如蜂皇浆、人参、鹿茸等,以免诱导移植物发生排斥反应。

(5) 避免食用影响免疫抑制剂药物浓度的食品,如葡萄柚及高脂肪食物(可降低他克莫司吸收或消化不良)。

(6) 应避免食用有刺激性的食物,如辣味食品、浓咖啡、浓茶等,忌烟、酒。

(7) 免疫抑制剂的使用导致机体免疫状态低下,选购食品要新鲜、质好,烹调时烧热煮透,防止食品腐败变质,避免进食半生不熟或消毒欠佳的食物,保证食品卫生,切忌暴饮暴食。此外,碗、盘、筷等要经常消毒,避免胃肠道感染。如没有条件,餐具等用开水煮或微波炉加热也可以消毒。

(8) 水果一定要清洗、削皮,根茎类蔬菜要注意削皮并煮熟食用。

(9) 禁止食用发霉食物。霉变食物主要是指被黄曲霉毒素污染的花生、核桃、大豆、稻谷及玉米等食物,黄曲霉毒素肝毒性极强,且可致肝癌。因此,发现发霉食物时,一定不要食用。

二、运动指导

（一）运动方式

国际移植护理协会对移植受者运动锻炼的时机、项目、强度、方式等方面提供了建议，对于移植受者，凡是能增加能量消耗的体力活动都叫锻炼，如步行、做家务等。移植受者术后应根据自己的情况和医生的建议进行锻炼。

1. 有氧运动

选择以大肌肉群参与为主的、有规律的、持续的、稳定的运动，如步行、长跑、骑固定自行车、游泳、跳舞等。有助于增进心肺功能、降低血压、控制血糖，改善血脂和内分泌，控制体重。

2. 抗阻运动

抗阻运动，如举重、使用跑步机跑步、骑动感单车等，可以改善心血管功能。

3. 打太极拳

打太极拳可以降低体重，减少抗排斥药用量，减少药物的副作用。

4. 伸展型运动

伸展运动可以提高骨骼和肌肉的柔韧性，减少拉伤或骨折的发生，最常见的有瑜伽和普拉提。

（二）运动时的注意事项

（1）注意活动时的自我保护，避免受伤，包括避免皮肤的损伤；选择合适的鞋子，可根据情况戴手套、帽子等保护用品。

（2）活动前做好热身。

（3）根据四季气候不同选择时段，活动前关注天气情况，预防感冒或中暑，避免皮肤暴露在强烈的阳光下。

（4）选择适宜的活动环境：户外活动时，选择车辆和行人少、环境安静、地面平整的地方。

（5）游泳只能在经过良好消毒的游泳池中进行，禁止在海洋、湖泊及江河中游泳。

（6）活动应量力而行：根据自身情况，选择合理的运动时间及频次，勿过度运动（刚开始每周一次，根据自己情况慢慢增至每周 3～5 次或每天锻炼，每次时间不要过长，无需一次完成），运动结束后每分钟脉搏数 ＝ 170 － 年龄，即为安全的运动强度。

三、心理指导

肝移植已成为治疗终末期肝病的唯一有效治疗方法,然而移植技术只是在治疗,而非治愈。器官移植者不仅存在着身体的生物适应性问题,还存在着文化和社会适应性问题,很多受者出院后仍然在心理上表现出不同程度的"与众不同"感,重新回归家庭和社会后,容易出现依赖感、孤独感、精神抑郁、焦虑、情感失控,认知功能减退、记忆力下降等严重的精神心理问题,部分受者对术后出现的不良反应过于敏感,甚至产生睡眠障碍。

(一)自我调节

(1) 调整好心态,自我暗示,做好角色的转变,合理安排生活、工作和学习,回归社会,与正常人一样生活。

(2) 适当进行运动,可纠正负性情绪,增强自信心,使人保持乐观、积极的生活态度。

(3) 部分移植受者出现过度担心术后排斥,可在严格遵医嘱治疗的基础上,转移注意力至自己的兴趣爱好中,如读书、书法、绘画、运动等。

(4) 听舒缓的音乐。

(5) 改变生活方式包括饮食调整和适量锻炼,据研究,低脂饮食可减轻抑郁情绪。

(6) 心理状态难以转变的患者,需请求心理医生的帮助。

(二)家庭支持

家人和朋友不以病人的眼光去看待他们,在家庭和社会生活中给他们同等的权利、机会和待遇,积极的鼓励与关怀、加强沟通交流,帮助其摆脱依赖感和孤独感,重建对生活的信心。为肝移植受者提供较宽松的家庭及社会环境,减少患者的心理不适感。由于肝移植术后的患者需定期复查、长期吃药,很多患者面临巨大的经济压力,需要亲人的疏导。

(三)同伴支持

可加入"移友群",加强同肝移植受者间的联系与交流,释放心理压力。以手术后成功重返社会生活的同病者为榜样,分享自身"抗战"故事和心得,找到情感共鸣,彼此交流学习、积极表达,增加病友间的亲密度,逐渐建立信任关系。

(四)专业支持

大多数医院肝移植中心都已建立公众号和肝移植医护病友群与患者沟通交

流,这些公众号经常会举办健康教育讲座,普及肝移植相关知识,为移友们答疑解惑。移友要正确认识肝移植,克服恐惧心理;多与医务人员交流沟通;多了解肝移植知识术后自我管理、自我照护的相关知识,增加健康生活的信心。肝移植受者回归家庭与社会的过程不仅需要自我调节,也离不开外界的支持与帮助,加强人文关怀与交流可以帮助患者保持良好心理精神状态。

四、日常生活和工作指导

(一)生活环境

(1)避免人群聚集、通风不良的公共场所。外出时尽可能戴口罩,外出回来务必洗手、漱口。

(2)保持个人卫生,注意气温变化,及时增减衣物,防止感冒。

(3)移植术后早期最好单人居住,由于服用免疫抑制剂,机体处于呼吸道疾病易感状态,房间开窗通风是防止呼吸道感染的最简便有效的方法。房间每日开窗通风次数、时间根据四季气候变化而不同。在他人拜访后,应开窗通风最少30分钟。有条件者可定期紫外线照射消毒:每周2~3次,每次0.5~1小时;紫外线照射房间消毒时,要注意保护个人的皮肤和避免眼睛接触紫外线。餐具相对固定,并定时消毒。

(4)移植受者的房间和家里要经常打扫,衣服、被褥要经常清洗更换,被子、棉织品要经常晒太阳。

(5)肝移植术后3个月内禁止接触猫、狗、鸟等动物。不提倡饲养宠物,应避免高危宠物,其中包括啮齿类动物,爬行动物,鸡、鸭和鸟类,因为动物身上不可避免的有大量的病原微生物,如弓形体、肺孢子虫、真菌等。如果确实有饲养宠物的需要,一定要注意避免如拥抱、亲吻等亲密接触,否则极易发生感染,家人要做好宠物清洁工作,定期对宠物进行预防接种,尽量避免接触动物的食物及巢穴。禁止饲养鸟类,鸟粪里含有大量的病原体,尤其是真菌,如新型隐球菌等,容易导致严重的肺部感染。

(6)禁止接种任何活疫苗及有毒疫苗,严格按照医生的要求按时复查。

(7)避免与有传染性疾病的患者接触。

(8)外出注意防晒,避免暴露在过度的紫外线下。可以使用 SPF 15 以上的防晒霜并穿着防晒服。

(二)身体卫生

(1)患者要保持口腔清洁,早晚刷牙,建议每次进食后都要刷牙,使用柔软的牙刷,不让食物残渣存留在口腔内。若有义齿,应在每次饭后彻底清洗。观察口腔内有无白斑、溃疡等感染与疾病发生。发现异常要及时与医生联系,不要自行治疗。

(2)保持皮肤和头发的清洁,男士勤剃胡须,饭前便后要洗手,勤剪手指甲和脚趾甲,既可提高舒适度,又可以防止皮肤不洁引起的外源性感染。

(3)内衣应经常更换清洗,经期妇女应及时更换卫生巾,一定要买正规品牌的卫生用品。

(4)保证充足的休息时间,避免熬夜,不要劳累,避免重体力劳动,可以做力所能及的家务和工作。

(5)外出到公众场所要戴口罩保护自己。

(三)工作

移植术后是否工作取决于很多因素,包括工作性质和患者的动机,如果患者身体恢复良好,一般肝移植术后数月就可以从事力所能及的工作,但应注意以下几点:

(1)避免较大量的体力活动,保证有规律、适度的工作;劳作后不觉得特别劳累,简单休息即可恢复。

(2)避免接触有毒害的东西,工作环境要有安全保障。

(3)合理安排工作时间,避免久坐少动,每天保证充足的睡眠。

(4)按时服用免疫抑制剂等药物,为避免因工作而致药物漏服,可以设置服药闹铃提醒。

(5)每天监测自我健康状况,如有异常要及时联系就诊。

(四)生育

近年来,随着肝移植受体的年轻化,肝移植术后的生育问题逐渐引起人们的重视,这是提高患者生活质量的一个重要方面。

(1)肝移植受者发生妊娠应由移植医师同高危产科医生协同管理。

(2)妊娠应推迟到肝移植1~2年后,并应建立在移植肝功能稳定以及并发症控制较好的基础上。

(3)孕期移植肝功能和钙调磷酸酶抑制剂(CNI)血清水平应每4周监测一次,直到32周,然后每2周监测一次,继之每周监测直到分娩。

(4)在恢复性生活前应该开始避孕准备。

第三节　用　药　指　导

肝移植受者术后服用免疫抑制剂预防移植物排斥反应已经成为所有器官移植中心采用的临床规范。肝移植受者用药种类繁多且具有多途径、多时间、多类别的特点,需要长期服用免疫抑制剂,因此需要严格遵守医嘱服药,同时定期进行血药浓度和移植物功能监测,也为临床医生提供进行免疫抑制方案调整的重要依据。肝移植医师正确有效地评估受者的免疫状态,结合受者自身状况及免疫抑制剂应用基本原则(即在有效预防移植物排斥反应的前提下,达到药物剂量及药物不良反应最小化,从而实现个体化给药),有针对性地制订个体化的免疫抑制方案。

一、常用药物

(一)免疫抑制剂

据《中国肝移植免疫抑制治疗与排斥反应诊疗规范(2019 版)》所述,肝移植受者术后免疫抑制剂应用遵循联合用药(1+1>2)、精准用药、最低剂量、个体化用药的原则,绝大多数肝移植中心都是采用以 CNI 为基础的免疫抑制方案,联合霉酚酸酯等抗增殖类药物和/或糖皮质激素。

1. 他克莫司

(1) 种类与作用

他克莫司(FK506)是一种新型强效的免疫抑制剂,为肝移植受者术后最常用的抗排斥药物,规格有胶囊 1 mg×10 粒、50 粒、5 mg×5 粒、50 粒;注射液 5 mg/1 mL×10 安瓿。他克莫司为大环内酯结构的免疫抑制药物,可以干扰钙依赖性信号传导途径,阻断 T 淋巴细胞激活。

(2) 不良反应

他克莫司的主要不良反应为肾毒性、神经毒性和糖尿病,其他不良反应包括震颤、细菌感染、巨细胞病毒(cytomegalovirus,CMV)感染和消化道反应等。消化道反应主要表现为腹泻,腹泻症状均发生在开始服用他克莫司的 2～3 天,一周内胃肠道适应后,腹泻可自行停止。他克莫司神经毒性作用较环孢素强,可能导致肝移植受者四肢麻木、头痛,甚至出现精神症状。

(3) 注意事项

① 他克莫司主要经肝脏代谢,肝功能不全者有相对较长的半衰期和较低的清

除率,需调整剂量并严密监测血药浓度。

② 口服进食中等程度的脂肪,餐后服药可导致他克莫司口服生物利用度下降,为达到最大口服吸收率,须空腹或餐前 1 小时、餐后 2～3 小时服用。

③ 儿童受者通常需给予成人推荐剂量的 1.5～2.0 倍才能达到与成人相同的血药浓度。

④ 葡萄柚汁能增加他克莫司血药浓度,应避免同时服用。

2. 酶酚酸酯

(1) 种类与作用

酶酚酸酯,药品别名:霉酚酸吗啉乙酯、麦考酚酸、吗替麦考酚酯,规格为 0.25 g×40 粒。属于嘌呤类抗代谢剂,影响 DNA、RNA、蛋白质合成,抑制 T 淋巴细胞、B 淋巴细胞在抗原刺激后的增殖。

(2) 不良反应

不良反应主要包括:① 胃肠道反应。包括腹泻、恶心、呕吐和腹胀等,其发生率及程度与药物剂量呈正相关。② 骨髓抑制。多为白细胞计数减少,严重时会出现血小板和(或)红细胞计数减少,骨髓抑制是肝移植术后的严重并发症,需注意监测。③ 神经系统反应。肢体温热感、感觉过敏、焦虑、失眠等。

(3) 注意事项

酶酚酸酯口服吸收迅速,在肝脏内水解为具有免疫抑制活性的代谢产物霉酚酸。霉酚酸酯一般不单独使用,无明显肝肾毒性。

3. 雷帕霉素(西罗莫司)

(1) 种类与作用

雷帕霉素(又名“西罗莫司”)是科学家于 1975 年首次从智利复活节岛的土壤中发现的一种由土壤链霉菌分泌的次生代谢物,其化学结构属于“三烯大环内酯类”化合物。1977 年,研究者发现雷帕霉素具有免疫抑制作用,属于大环内酯类免疫抑制剂,其作用机制为抑制 IL-2 传送信号进而抑制 T 细胞的增殖。最常用规格为 1 mg×10 片。

(2) 不良反应

不良反应主要包括:头痛、恶心、头晕、鼻出血、关节疼痛。实验室检查可能出现的异常指标包括:血小板减少、白细胞减少、血色素降低、高甘油三酯血症、高胆固醇血症、高血糖、肝酶升高(SGOT、SGPT)、乳酸脱氢酶升高、低钾、低镁血症等。

(3) 注意事项

① 雷帕霉素与环孢素 A 和他克莫司有良好的协同作用,能增强免疫抑制效果,几种药物共同服用时需要减少用量。

② 西柚汁可影响雷帕霉素的代谢和血药浓度,这种果汁不可用于送服雷帕霉素片剂。

4．环孢素 A

（1）种类与作用

环孢素 A，药品别名：环孢灵、环孢霉素 A、新赛斯平、新山地明、环孢素，是临床常用的免疫抑制剂之一，为真菌代谢产物提纯得来的大环内酯，是一种强效的细胞因子合成抑制剂。临床规格包括：① 口服液：每毫升 100 mg×50 mL。② 丸剂：25 mg、100 mg。③ 静滴剂：每毫升 50 mg，5 mL×10 支。具体服用哪种由医生根据患者的具体情况制定。

（2）不良反应

主要不良反应是肾毒性和高血压，此外还有肝毒性、神经毒性、高胆固醇血症、高尿酸血症、高血钾血症、震颤、牙龈增生、糖尿病和多毛症。

（3）注意事项

① 环孢素 A 主要依靠胆汁排泄，肝功能障碍、胆汁淤积症或严重胃肠功能障碍都会影响环孢素的吸收和代谢。

② 环孢素 A 为亲脂分子，与脂溶性食物同服会提高其生物利用度，可以用牛奶、巧克力牛奶或橙汁稀释后服用；避免用西柚汁稀释（可影响血药浓度）。

③ 使用过程中要注意严格给药剂量、时间，监测血药浓度，要低脂饮食，忌酒。（进食脂肪性食物会影响药物的吸收，饮酒会加重不良反应），还要观察患者的血压、尿量等。

5．糖皮质激素

（1）种类与作用

糖皮质激素是机体内极为重要的一类调节分子，它对机体的发育、生长、代谢以及免疫功能等起着重要调节作用，是机体应激反应最重要的调节激素，也是临床上使用最为广泛而有效的抗炎和免疫抑制剂。在紧急或危重情况下，糖皮质激素往往为首选。

临床常见用于免疫抑制作用的糖皮质激素类药物有泼尼松、甲泼尼龙等。有静脉和口服两种用法，出院患者一般以口服为主。泼尼松又名醋酸泼尼松、强的松、去氢可的松、去氢皮素、1-烯可的松，常用剂型为片剂：5 mg。甲泼尼龙又名甲基泼尼松龙、甲强龙、甲基泼尼松、甲强松、琥珀甲强龙、甲氢泼尼松琥珀酸钠、甲强龙针，常用剂型为片剂：4 mg。

（2）不良反应

长期大量使用糖皮质激素的主要不良反应有消化道出血，水电解质紊乱，骨质疏松，影响伤口愈合、增加感染机会，导致高血糖，高脂血症等。肾上腺皮质功能亢进症临床表现为满月脸、水牛背、向心性肥胖、高血压等。

（3）注意事项

长期应用糖皮质激素可能增加感染，尤其是病毒性肝炎（乙型肝炎和丙型肝炎)复发和再感染,同时增加肿瘤复发率,引起和加重糖尿病、高血压、高血脂、骨质疏松和消化性溃疡等不良反应。因此,在保证排斥反应发生率不升高的前提下,各移植中心术后免疫抑制方案调整已逐渐出现糖皮质激素减量或早期撤除的趋势,通常可在肝移植术后3个月内撤除。

(二) 抗病毒药

部分肝移植受休术后通常需要服用抗病毒药物,防止肝炎复发药物的服用:术前 HBeAg 或(和)HBV-DNA 阳性患者,术后肝炎复发率达到83%以上,因此这类患者术后需要服用预防肝炎复发的药物。

1. 核苷(酸)类似物

这类药物的优点是三性:有效性、易行性、安全性,但是也有疗程不固定、易发生病毒耐药、停药后易复发等缺点。临床最常用的有拉米夫定和恩替卡韦。

(1) 拉米夫定

是上市时间最久,临床经验最多的抗病毒药物之一。长期规范的治疗可有效减少、延缓疾病进展。拉米夫定能够从等待肝移植的肝硬化患者血清中清除 HBV-DNA。在肝移植后持续此治疗1年将得到令人满意的短期效果和低的 HBV 再感染率。

对于 HBeAg 阳性的患者,根据已有的研究资料,建议应用治疗至少1年,且在治疗后发生 HBeAg 血清转换(即 HBeAg 转阴、HBeAb 阳性),HBV-DNA 转阴,ALT 正常,经过连续2次至少间隔3个月检测确认疗效巩固,可考虑终止治疗。拉米夫定停药后是否会复发,这要根据治疗后体内病毒的情况而定。其常见的不良反应为不适和乏力,其他不良反应有呼吸道感染、头痛、腹部疼痛、恶心、呕吐和腹泻等。

(2) 恩替卡韦

适用于病毒复制活跃,血清转氨酶 ALT 持续升高或肝脏组织学显示有活动性病变的慢性成人乙型肝炎的治疗。恩替卡韦主要通过肾脏清除,服用降低肾功能或竞争性通过主动肾小球分泌的药物的同时,服用恩替卡韦可能增加这两个药物的血药浓度。同时服用恩替卡韦与拉米夫定不会引起明显的药物相互作用。同时服用恩替卡韦与其他通过肾脏清除或已知影响肾功能的药物的相互作用尚未研究。患者在同时服用恩替卡韦与此类药物时要密切监测不良反应的发生。其最常见的不良反应有头痛、疲劳、眩晕、恶心。

2. 干扰素

干扰素分为常规干扰素和长效干扰素,前者需每天注射,后者多为一周注射一次。干扰素采用肌肉或皮下注射,疗程至少需要6个月。干扰素、核苷类似物等肝病抗病毒西药以抑制 DNA 的复制为主,不可随便停药,但长期用药可能会出现流感样症状、厌食、恶心、腹泻、抑郁、心绞痛等副作用。

3. 索非布韦

索非布韦是一种直接作用抗病毒药物,它抑制丙型肝炎病毒(Hepatitis C virus,HCV)的 RNA 依赖的 RNA 聚合酶,是一种丙型肝炎病毒(HCV)核苷酸类似物 NS5B 聚合酶抑制剂,适用于作为联合抗病毒治疗方案中的组合成分,治疗慢性丙肝感染。常用剂型与规格为片剂:400 mg。索非布韦最常见不良反应包括疲乏、头痛、恶心、失眠和贫血。

4. 免疫球蛋白

(1) 种类与作用

免疫球蛋白包括普通免疫球蛋白和乙肝免疫球蛋白。

① 普通免疫球蛋白。

即人血丙种球蛋白,是由正常人血中提取的,因我国正常成人血中大都含有甲肝抗体(抗 HAV-IgG),故用丙种球蛋白预防甲型肝炎有一定作用。

② 乙肝免疫球蛋白。

是一种浓缩的预防乙肝病毒入侵复制的被动免疫制剂。让人体被动地接受高效价的外源性抗体,可使机体迅速获得被动保护免疫力,能在短期内迅速起效,中和并清除血清中游离的乙肝病毒,避免乙肝病毒定位感染。因乙肝免疫球蛋白属于外来的抗体,会随着时间的推移逐渐消耗和分解,作用时间比较短,1 针 200 IU/mL 剂量的只能维持血液有效水平 3 个月。

(2) 不良反应

① 乙肝免疫球蛋白可能会导致乙肝病毒变异,产生乙肝病毒免疫逃逸株,给治疗和预防带来困难。

② 在肝移植患者中,静脉滴注乙肝免疫球蛋白有可能会发生恶心、皮疹、风疹、红斑、关节痛、注射局部疼痛、过敏,抗组胺类药物和普通止痛药配合使用能有效控制以上症状。

③ 接受高剂量静脉滴注乙肝免疫球蛋白的患者,血浆汞浓度升高会出现说话困难、双手震颤等症状,此外还应该警惕汞中毒。

④ 乙肝患者注射乙肝免疫球蛋白,有可能在其体内形成乙肝病毒抗原-抗体免疫复合物,这种免疫复合物有可能沉积在乙肝病毒感染者体内的重要脏器中,引起免疫反映,导致乙肝并发症。

(3) 注意事项

乙肝免疫球蛋白主要以两种形态存在,液体制剂和冻干制剂,不同的形态有不同的保存方式:①液体制剂,一般要存放在 2～8 ℃且与空气隔绝的环境中。② 冻干制剂,一般要存放在 10 ℃以下且空气干燥的地方。

（三）保肝药

保肝药,又称为护肝药,是用于保护肝脏功能的一类药剂的总称。护肝药的特点是促进受损的肝细胞再生,促进肝细胞修复,保护肝细胞免于损伤或减轻损伤。不同种类的护肝药各有其组成成分,且副作用不同,因此肝病患者应在医生的指导下服用。肝移植术后患者常用的口服保肝药有双环醇(百赛诺)、甘草酸二胺(甘利欣)、熊去氧胆酸(优思弗)。

1. 种类与作用

（1）双环醇(百赛诺)片

适用于治疗慢性肝炎所致的氨基转移酶升高。常用规格为 25 mg。

（2）甘草酸二胺(甘利欣)

甘草酸二铵适用于急慢性病毒性肝炎的治疗,特别对伴有丙氨酸氨基转移酶(ALT)升高的乙型慢性活动性肝炎和丙型慢性活动性肝炎疗效较好,可明显改善临床症状和肝功能。

（3）熊去氧胆酸(优思弗)

熊去氧胆酸是胆汁郁积性肝病(如原发性胆汁性肝硬化)、胆汁反流性胃炎患者的常用药。规格为 0.25 g。

2. 不良反应

（1）双环醇(百赛诺)片的不良反应较轻,一般无需停药或短暂停药或对症治疗即可缓解。

（2）甘草酸二胺(甘利欣)的不良反应包括:① 消化系统可出现纳差、恶心、呕吐、腹胀。② 心脑血管系统可出现头痛、头晕、胸闷、心悸及血压增高。③ 其他:皮肤瘙痒、荨麻疹、口干和水肿。以上症状一般较轻,不影响治疗。

（3）熊去氧胆酸(优思弗)的不良反应主要有胃肠道紊乱,稀便和腹泻较为常见,较为罕见的不良反应有腹痛、胆结石钙化、荨麻疹等。

3. 注意事项

保肝药的合理应用原则,我们总结为三合理原则、三避免原则和去因原则。

（1）三合理原则

① 合理选药。

正确认识保肝药的作用机理和特性,根据不同病因、病期、病情,遵医嘱合理用药。药物应用并非越多越好,保肝药物也需要经肝脏代谢,使用不当不但达不到保肝效果,反而增加肝脏负担。

② 合理搭配。

根据不同作用机制和作用位点合理搭配能更好地起到保肝作用。如甘草酸类制剂和抗氧化剂分别作用于炎症因子产生前后的各阶段,两药配合使用一方面减少了炎症因子的继续产生,避免了肝损的继续加重;另一方面中和了已产生的炎症因子,减轻已造成的损害。甘草酸类制剂与细胞膜保护剂联用可从不同环节起到保肝作用。以膜损害为主要损害的酒精肝比较适合多烯磷脂酰胆碱等。

③ 合理取舍。

在病因治疗未达显效、肝脏炎症未完全控制之前,某些保肝药骤然停用易导致病情复发。如甘草酸制剂和降酶药等需要有一个逐渐减量、密切观察的过程。甘草酸制剂会加重水钠潴留,应避免用于有肝硬化腹水的病例。激素类药物有抑制免疫、损害胃黏膜屏障等副作用,突然停药会出现反跳现象,应注意合理配伍药物和逐渐减量等。

(2) 三避免原则

① 避免重复。

重复使用同类药物则属不当用药。如静滴甘利欣的同时口服甘平、谷胱甘肽合用硫普罗宁等。

② 避免滥用。

保肝药物遵循"成分不明的不用、疗效不明的不用、不良反应不清楚的不用"的原则。中成药的使用需特别注意,滥用保肝药反而会加重肝脏损害,增加患者对药物的依赖性,干扰用药的科学性和针对性。

③ 避免过度。

病因治疗收到明显效果,肝功能明显好转后,应该及时停用保肝药,避免资源浪费和过度医疗。联苯双酯、五味子制剂等疗效尚有争议的药物,应谨慎使用,不应该作为常规用药。

(3) 去因原则

任何保肝治疗必须与病因治疗合理配合,才能达到最理想的疗效。保肝为治标,去因为治本。① 对慢性病毒性肝炎(主要指慢性乙肝、丙肝),病毒为高复制状态,应该及时抗病毒治疗,急性乙型、丙型肝炎如果病情迁延,病毒复制指标和转氨酶居高不下,也应考虑抗病毒治疗。② 对于酒精性肝病(酒精性肝炎、酒精性脂肪肝、酒精性肝硬化等)、药物性肝炎、理化中毒性肝炎患者,应首先戒酒、停用肝损药物、避免接触理化毒物。③ 非酒精性脂肪肝患者应节食、锻炼、减肥、调节脂肪代谢。自体免疫性肝炎要注意纠正免疫紊乱。④ 感染中毒性肝炎应该将治疗原发细菌、真菌或病毒(非嗜肝病毒)感染作为重点。⑤ 不明原因的肝损害在保肝同时,要尽早查明肝损害的原因,对因治疗。

(四) 其他

肝移植受者术前合并高血压、高血糖或者术后新发高血压、糖尿病时,需遵医嘱服用降压药或降糖药。

1. 降压药

降压药的共同作用就是降低血压,但不同类别降压药因降压机制不同而各有其侧重点,这些侧重点正是医生为不同病情患者选择不同降压药的依据。在我国常用的一线降压药主要有噻嗪类利尿剂、β受体阻滞剂、血管紧张素转换酶抑制剂(ACEI)、血管紧张素Ⅱ受体阻滞剂(ARB)、钙通道阻滞剂(CCB)五大类。

(1) 噻嗪类利尿剂

如氢氯噻嗪,降低收缩压的作用优于舒张压,更适于老年单纯收缩期高血压的患者或有心衰表现的患者,应用中要注意避免血钾过低,同时如果患者有高尿酸血症或痛风的情况,请务必告知医生,避免使用这类药物。

(2) β受体阻滞剂

如倍他乐克,适用于高血压伴心绞痛、心肌梗死、心衰、快速心律失常、青光眼和怀孕的患者,但如果患者有哮喘或周围血管病则不要使用该类药物。同时该类药物还会影响糖脂代谢,可增加糖尿病的发病风险。

(3) ACEI、ARB 类药物

如卡托普利、迪之雅、代文等,更适于有胰岛素抵抗、糖尿病、左心功能不全、心力衰竭、心肌梗死的患者,同时,ACEI、ARB 有利于防止肾病进展,但不可用于孕妇。

(4) CCB 类药物

① 剂型长效钙通道阻滞剂。如拜新同,有较好的防止脑卒中、血管性痴呆和抗动脉粥样硬化作用,对糖脂及电解质代谢无影响。② 分子长效钙拮抗剂。如施慧达、络活喜,除剂型长效钙拮抗剂优点外,此类药品降压时并不增加心率,可平稳控制 24 小时血压,有效纠正异常血压节律,降低心血管风险。

2. 降糖药

肝移植术后糖尿病(PTDM)包括既往存在的糖尿病和移植后新发糖尿病,饮食疗法及改变生活方式是治疗 PTDM 的基础,包括锻炼和减重(若受者肥胖),同时遵照医嘱调整免疫抑制方案。肝移植术后早期,当移植肝功能未完全恢复时,若合并明显的高血糖症状或 HbA1c 明显升高,应使用胰岛素治疗。

移植肝功能正常时,可给予口服降糖药物。对于通过改变饮食习惯、加强运动以及调整免疫抑制方案等方法均未能有效控制血糖的 PTDM 受者,也需给予口服降糖药物。可根据肾功能选择口服降糖药物:二甲双胍或磺酰脲可用于肾功能正常的肝移植受者,一般认为肾小球滤过率>60 mL/min 时,可安全使用双胍类药物;在肾功能受损的情况下选择磺酰脲类药物(如格列吡嗪和格列美脲),具体服药情况应遵照医嘱。

二、注意事项

（一）按时服药

（1）在服药期间要知晓自己所服药物的种类、剂量和作用，时间要准确，不要随意调整用药时间，没有医嘱，不要随意更改用药剂量或停药。

（2）可以建立药物服用表格，每次服用药物都体现在药物服用表格上，比如服用后在相应的格子画"√"，用手机或闹钟提示每次服药时间；也可以将服药与生活中必不可少的事件关联，如将服药与吃饭、晨晚间刷牙进行关联，提示按时服药，绝大多数患者采用的是每 12 小时服药 1 次的方案，多数为早 8 点和晚 8 点时用药，少数为早 9 点和晚 9 点时用药，个别为 8 小时服药 1 次的方案。

（3）过早服药会提高血药浓度，从而可能使移植受体更易产生药物不良反应症状；而推后服药可能会使患者的血药浓度水平低于治疗水平，从而增加移植肝排斥的机会。具体服药方案遵照医嘱执行。

（二）避免漏服

在肝移植术后早期，如果漏服一次剂量的药物也可能导致严重的排斥反应。如发现漏服，漏服未超过 3 小时应及时补服，同时注意下次服药时间要推迟、调整，两次服药间隔时间大于 8 个小时。不能在下次服药时擅自增加剂量，否则会产生严重的毒副作用。漏服超过 3 小时，应立即咨询医生如何服药。

（三）空腹服药

（1）在服用免疫抑制剂前后各空腹 1 个小时。如他克莫司为不溶于水的油性制剂，属于脂溶性药物，如进食中等程度脂肪餐后给药，其生物利用度将下降，因此，严格要求空腹且准点服药。

（2）若是禁食期使用胃管的患者，可从胃管打入药物，服药后夹闭胃管 2 小时。

（3）免疫抑制剂多是胶囊，若是儿童患者吞服困难，为防止粉末残留在口腔中，可以将其溶在少量温水中喂服，让药物尽快到达小肠，达到最佳效果。

（四）监测血药浓度

在免疫抑制治疗中，患者体内的药物浓度必须达到一个稳定的浓度才能达到治疗效果。而各种免疫抑制药物的有效治疗浓度和中毒浓度之间差距很小，而且不同个体对药物的吸收和代谢差异很大，因此，需要定期检测血药浓度，既要达到治疗效果，又要防止药物不良反应。血药浓度测定抽血时间为用药前 0.5～1 小时,是否需要换药或增加其他免疫抑制剂则须遵医嘱。

(五)定期随访

术后短期内,随着肝功能的恢复,患者机体的各个方面将发生很大的变化,肝功能的改善,食欲和营养状况的好转,患者的体重就会增加,体重变化,免疫抑制药物的剂量就需要作一定调整。肝移植术后的一定时间内,患者的病情逐渐稳定,药物剂量也要作一定的调整,而药物剂量的调整相当复杂,必须由医生根据个体情况结合血药浓度进行。不仅需要按时服药以预防移植肝排斥反应,也需要定期进行移植相关的化验和检查,以监测移植肝功能,此外,还需要提防因长期服药及年龄增长可能带来的一些"隐患"。

第四节 症 状 管 理

一、慢性移植物失功

(一)定义与临床表现

慢性移植物失功(chronic allograft dysfunction,CGD)是指移植物功能缓慢和不可逆性减退,在移植后 1 年以上出现血清谷草转氨酶、碱性磷酸酶、胆红素的不断增加或持续增高(超出正常值上限 2 倍或 2 倍以上)。

引起慢性移植肝失功能的原因很多,包括慢性排斥反应、原有疾病的复发、移植术后血管并发症、胆道并发症、心脑血管疾病、感染、代谢性并发症和新生肿瘤、受者顺应性差等。

(二)预防措施

(1) 加强对移植术后患者的随访、监测和预防性治疗。

(2) 早期发现和治疗术后原发疾病复发。

(3) 严格遵从医嘱进行治疗,提高治疗的依从性。

二、慢性排斥反应

(一)定义与临床表现

是引起慢性移植肝失功能的首要原因,一般在术后几个月或者几年以后,现在认为慢性排斥反应不仅与特异性的免疫攻击有关,而且与非特异性的组织损伤更为密切,严重影响肝脏移植患者的长期生存。

临床表现:① 病程迁延较长、早期无明显症状体征。② 进行性胆汁淤积、胆红素增高、碱性磷酸酶升高,白蛋白和凝血酶原时间可正常,出现明显的黄疸症状。③ 移植肝脏增大变硬,但罕见门脉高压。④ 血管炎、血管纤维化、小动脉闭塞、脏器逐渐丧失功能。⑤ 随着病情变化,发展到肝衰竭时,可出现肝性脑病、肝肾综合征。

(二)预防措施

(1) 慢性排斥反应可通过使用免疫抑制剂得到控制,因此,移植术后务必遵医嘱服药,不得随意停药、增减药量。

(2) 每个人的免疫抑制方案都需要定期进行评估,医生会根据每位肝移植受体的具体情况给予个体化的免疫抑制剂方案,所以要按时复查,定期随访。

三、呼吸道感染

(一)定义与临床表现

致病微生物侵入呼吸道进行繁殖导致的疾病称为呼吸道感染,临床表现为咳嗽、咳痰、发热、呼吸困难等。

(二)预防措施

(1) 术前有感染的患者,先予抗感染治疗;术前、术后予肺功能锻炼,防治肺不张。

(2) 保持室内空气清新,加强室内通风换气。

(3) 注意保暖,避免机体抵抗力下降。

(4) 避免人群聚集、通风不良的公共场所。外出时尽可能戴口罩,外出回来务必洗手、漱口。

(5) 遵医嘱合理应用抗真菌、抗病毒的药物。

四、肝移植术后代谢并发症

肝移植术后代谢并发症（post-transplant metabolic syndrome，PTMS）包括肥胖症、糖尿病、高血压病、高脂血症等，目前普遍采用的 PTMS 定义是：肝移植术后＞1年，相关指标至少符合以下其中三项。① 空腹血糖＞6.1 mmol/L。② 高血压＞130/85 mmHg。③ 腹部肥胖：男性腹围＞102 cm，女性腹围＞88 cm（也有研究采用 BMI＞28.8 kg/m² 或 BMI＞30 kg/m² 代替"腹部肥胖"）。④ 甘油三酯＞1.69 mmol/L。⑤ 高密度脂蛋白（HDL）：男性 HDL＜1.04 mmol/L，女性 HDL＜1.29 mmol/L。

PTMS 不仅严重影响肝移植受者的长期存活和生活质量，而且可以增加受者发生心脑血管事件的概率，是肝移植患者远期死亡的主要原因之一，因此对它的防治不容忽视。

（一）肝移植术后糖尿病

1. 定义与临床表现

肝移植术后糖尿病（post-transplant diabetes mellitus，PTDM）包括既往存在的糖尿病和移植后新发糖尿病，其特征是由于胰岛素缺乏或分泌不足或其敏感性降低而引起的典型的症状和（或）空腹血糖水平高于 7.0 mmol/L、随机血糖水平高于 11.1 mmol/L 或糖耐量异常。

移植后糖尿病是器官移植后严重的长期并发症之一，早期多无症状，但会逐渐出现多尿、口渴、多食、体重下降等症状。肝移植后糖尿病的治疗目标是糖化血红蛋白＜7%，空腹血糖＜6.7 mmol/L（120 mg/dL），餐后血糖＜8.88 mmol/L（160 mg/dL）。

2. 预防措施

可以饮食疗法及改变生活方式为基础，包括锻炼和减重（若肝移植受者肥胖），即"管住嘴、迈开腿"，遵医嘱调整免疫抑制剂方案；若受者通过改变饮食习惯、加强运动以及调整免疫抑制方案等方法均未能有效控制血糖，则遵医嘱服用降糖药物。肝移植术前已存在糖尿病的受者，需重视免疫抑制剂方案的调整，并密切监测血糖指标。

通过饮食调整，保持标准体重，计算公式为

$$标准体重(kg) = 身高(cm) - 105$$

每餐均应进食碳水化合物、脂肪和蛋白质。按碳水化合物占 50%～60%、蛋白质占 15%、脂肪占 25% 的比例分配热量来源。每日三餐可按 1/5、2/5、2/5 或 1/3、1/3、1/3 来分配。肥胖者必须减少能量摄入。对于谷类主食，每日进食量可维持在 250～

300 g 范围,肥胖者在 150～200 g 范围。

另外,富含可溶性食用纤维的食品可延缓食物吸收,降低餐后血糖峰值,有利于改善糖、脂代谢,促进胃肠蠕动,防止便秘,因此,提倡食用绿叶蔬菜、豆类、谷类、含糖低的水果等。糖尿病患者每天盐的摄入量应在 6 g 以下,蛋白质供给应与正常人近似。当合并肾脏疾病时,应在营养医生的指导下合理安排优质蛋白质(乳、蛋、瘦肉、鱼、虾、豆制品含优质蛋白质较丰富)的量,并限制植物蛋白的摄入。目前主张蛋白质应占总能量的 10%～20%。谷类含有植物蛋白,如果一天吃 300 g 谷类食物,就摄入了 20～30 g 的蛋白质,占全日蛋白质需要量的 1/3～1/2。

控制脂肪和胆固醇的摄入能延缓和防止糖尿病并发症的发生与发展,糖尿病患者应限制进食牛油、羊油、猪油、奶油、花生、核桃、松子以及动物肝、肾、脑等,每天吃一个或隔日吃一个鸡蛋,控制油炸食品。吃薯类和水果应掌握各种食品热量互换的方法。

(二)肝移植术后高血压

1. 定义与临床表现

高血压的发生是肝移植后并发肾功能不全和心血管疾病的主要危险因素。联合改变生活方式和药物治疗高血压,目标血压为 130/80 mmHg,肾功能受损的受者高血压的控制目标为 125/75 mmHg。环孢素和类固醇类药物是移植后发生高血压的主要危险因素,腹型肥胖、有高血压家族史的肝移植患者发生肝移植术后高血压(post-transplant hypertension,PTHT)的风险较高。

2. 预防措施

改变不良生活方式、限盐饮食、控制体重和适当运动等。如果改变生活方式和调整免疫抑制方案均不能达到目标血压水平,需在医生的指导下服用降压药物。要注意的是,需平稳降压并逐渐达到目标,通常建议服用长效降压药物,并能在家中经常监测血压。

(三)肝移植术后脂代谢异常

1. 定义与临床表现

肝移植术后脂代谢异常(post-transplant dyslipidemia,PTDL)是指血液中总胆固醇、甘油三酯、低密度脂蛋白胆固醇含量超过正常标准,或高密度脂蛋白胆固醇含量低于正常标准。肝移植受者血脂异常的控制目标为低密度脂蛋白胆固醇(LDL-C)＜2.6 mmol/L(100 mg/dL),存在心血管危险因素受者目标 LDL-C＜1.8 mmol/L(70 mg/dL)。

2. 预防措施

肝移植术后血脂异常的治疗首选改变生活方式和饮食习惯,并调整免疫抑制方案(很多免疫抑制剂会导致血脂升高)。早期的血脂代谢异常可以通过改变饮食和生活习惯来改善,首先是控制高脂、高蛋白的摄入量,尤其是动物脂肪的摄入量;其次是增加蔬菜、水果,特别是粗纤维的摄入,如番茄、大蒜、香菇、洋葱、大豆、茶叶、茄子、苹果、海带、鱼类等,降脂作用明显,燕麦是降低血清总胆固醇效果最好的食物。但专家并不建议高血脂者完全吃素,而是推荐他们采用"3-5-7"的饮食原则和运动原则,即饮食上遵循3高(高纤维、高新鲜度、高植物蛋白质含量)、5低(低脂肪、低胆固醇、低盐、低糖和低酒精)、7分饱。运动能够调动人体的自我修复功能,因此适量运动必不可少。超重或肥胖者减轻5%～10%体重;有规律的体力锻炼,包括足够的中等强度锻炼,以保证每日至少消耗836.8 kJ热量。若通过改变饮食习惯、加强运动,以及调整免疫抑制方案均未能有效控制血脂水平时,需要遵医嘱服用降脂药物治疗。

(四) 肝移植术后肥胖

1. 定义与临床表现

临床资料显示,肝移植术后近2/3的患者体重明显超重,术后一年肥胖症的发生率为21.6%～46%,肝移植术后肥胖(post-transplant obesity, PTO)的发生降低了肝移植患者的生存率。

2. 预防措施

患者在进行移植术后应每天测量体重,且固定在吃早餐之前进行。均衡饮食,减少能量摄入,同时进行适量的体育锻炼,降低体重指数。身体虚弱时应避免活动,活动过程中若出现胸痛或呼吸短促时应立即停止活动并寻求帮助,必要时前往医院就医检查。

五、高尿酸血症

(一) 定义与临床表现

高尿酸血症可致痛风、尿酸结石及肾功能受损,且与其他代谢病(如糖尿病、高血压和慢性肾病等)密切相关。肝移植术后高尿酸血症导致的慢性肾病是主要危害之一。高尿酸血症的控制目标:对于存在心血管危险因素和合并心血管疾病者,血尿酸应长期控制在360 μmol/L以下;对于有痛风发作者,则需将血尿酸长期控制在300 μmol/L以下。

(二) 预防措施

肝移植术后高尿酸血症的一般治疗包括改变生活方式如低嘌呤饮食、多饮水、适当碱化尿液和多运动等,尽量避免使用升高血尿酸的药物,遵医嘱调整免疫抑制剂方案。如一般治疗未能有效控制高尿酸血症,则需要开始药物治疗。

六、腹泻

(一)定义与临床表现

由于大剂量使用免疫抑制剂和预防性使用广谱抗生素,绝大多数患者在移植后的不同时期出现不同程度的以腹泻为主的肠道感染症状。腹泻往往引起患者严重脱水和胃肠道不适,部分患者可因腹泻病程中免疫抑制剂的血药浓度显著增加而导致严重的并发症。

(二)预防措施

(1)给予高热量、易消化、低脂肪、富含维生素、低纤维素饮食。

(2)用肠道菌群调节药物。

(3)选择合适的抗生素治疗,特别要注意预防真菌感染。

(4)遵医嘱合理应用免疫抑制剂。

七、骨质疏松症/糖皮质激素相关性骨病

(一)定义与临床表现

由于多种原因导致的骨密度和骨质量下降,骨微结构破坏,造成骨脆性增加,从而容易发生骨折等全身性骨病。肝移植受体中长期应用激素、卧床,特别是因原发性胆汁性肝硬化而长期淤胆、原有骨营养不良的病例较易发生,类固醇激素能抑制胃肠道对钙的吸收,促进尿钙排泄,影响性腺功能,抑制骨质形成。其他诸如营养不良、缺乏运动及环孢霉素应用等都可能是影响因素。环孢霉素能抑制骨的再吸收,导致进行性的骨质疏松。

(二)预防措施

(1)早期补充足量的钙质和含维生素 D 的食物,维持血 1,25-二羟维生素 D_3 值水平正常。

(2)遵医嘱调整免疫抑制剂方案。

(3)筛查骨密度,发现骨质密度降低时,应立即进行补钙加维生素 D 治疗。

(4)定期进行负重锻炼。

（5）在移植后的前 5 年,有骨质疏松的受者应每年筛查骨密度,正常骨密度者应每 2～3 年筛查;骨质疏松的受者应定期进行负重锻炼并补充钙和维生素 D。

八、慢性肾脏疾病

（一）定义与临床表现

慢性肾脏疾病是指各种原因导致的肾脏损伤或肾功能下降,持续 3 个月以上,包括肾小球滤过率(GFR)＜60 mL/min 或病理损伤,血液、尿液、影像学检查异常等。

临床表现:① 尿液混浊、伴有不易消失的泡沫。② 血肌酐水平呈缓慢进行性升高,即出现所谓的"爬行肌酐"。

（二）预防措施

（1）器官移植中心医生应定期评估肾小球滤过率并监测肝移植受者肾功能,若发生慢性肾脏疾病,应在医生的指导下调整免疫抑制剂方案,应减少或完全停用 CNI 相关的免疫抑制剂。

（2）出现异常症状时,及时就医、明确病因,并做相应处理。

（3）控制高血压、高脂血症和糖尿病。

（4）合理用药,避免非免疫抑制药物对肾脏的损害。

九、移植术后新发肿瘤

（一）定义与临床表现

脏器移植后发生的与原发病无关的恶性肿瘤称之为新发肿瘤。新发肿瘤的发生率约为 6%,最常见的是淋巴瘤,大多位于消化系统,其次是皮肤癌、肝癌、胆管癌和结、直肠肿瘤,早期发现则可予以手术切除。移植术后新发恶性肿瘤的危险因素包括传统因素(如吸烟、日晒、癌症史)与特有因素(包括免疫抑制、致癌病毒及移植适应疾病等)。

（二）预防措施

癌症筛查对发现癌前病变和早期癌症至关重要,肝移植受者术后需遵医嘱按时复查,癌症筛查会贯穿于移植术后随访的全程。慢性病毒性肝炎及肝硬化可增加发生肝癌的风险,此类肝移植受者应坚持抗病毒治疗,并监测病毒复制载量及肝癌的血清学标志物。按时复查、遵医嘱用药很重要。

十、巨细胞病毒感染

巨细胞病毒(CMV)感染是由 CMV 引起的先天性或后天性感染。一般发生于移植术后 1～4 个月,正常情况下 CMV 感染较轻微,或仅为隐匿性感染,而在免疫功能低下的患者中,CMV 感染则可致严重后果,增加肝脏慢性排斥性反应的发生。

少数 CMV 感染患者可出现发热、精神不振、食欲下降、肌肉和关节疼痛等。若活动性的 CMV 感染没有得到正确的诊断和治疗,或由于大剂量免疫抑制剂的继续应用,使得 CMV 在体内大量增殖,侵袭机体的各种组织、器官,即表现出 CMV 感染,出现明显的临床特征,如发热、间质性肺炎、肝炎、胃肠炎、心肌炎等。肝移植受者出院后应遵医嘱按期复查,如出现相似症状,应及时就诊。

第四章　心脏移植照护策略

心脏移植是治疗终末期心脏病最有效的方法之一，1967年12月3日，南非开普敦 Barnard 医师成功地为1例54岁男性缺血性心脏病患者做了心脏移植手术，从此揭开了心脏移植的序幕。自20世纪80年代，全世界许多中心开展了这种治疗方法，并应用于越来越多的患者。我国首例心脏移植是1978年4月张世泽等在上海第二医科大学附属广慈医院完成的，这也是亚洲首例原位心脏移植手术，患者存活109天。台湾省台北市台湾大学医院朱树勋于1988年完成亚洲第一例异位心脏移植。

国际心肺移植协会（The International Society of Heart and Lung Transplantation, ISHLT）最新数据显示，近10年来，心脏移植数量逐年上升，全球范围内2017年完成心脏移植超过5500例，我国559例。成人心脏移植受者术后远期生存率有所升高，5年和10年生存率分别达75%和60%左右。截至2019年10月，我国共173所医疗机构具备器官移植资质，其中具备心脏移植资质的医院有57所，具体详见器官移植机构——中华人民共和国国家卫生健康委员会（http://www. nhc. gov. cn/wjw/qgyzjg/list. shtml）。

第一节　概　　述

一、心脏的生理结构

心脏是一个近似圆锥形的空心球体，位于纵隔中部，被双肺所覆盖。心脏接受来自静脉系统的、未氧合的血液，并将已氧合血液泵入动脉系统，从而供应全身组织代谢所需的氧和营养素。心脏通过传导系统和心肌收缩发挥功能。

1. 心脏

心脏由内向外分三层并构成心壁，最内层是由内皮细胞组成的心内膜，从内面覆盖心脏和瓣膜；中层是肌组织；心外膜即心包脏层。心包覆盖心脏，由内向外分为脏层和壁层，两层心包之间的间隙为心包腔。心脏由房间隔和室间隔分隔成左右两部分，每一部分上部是心房，下部是心室，分别为左、右心房和左、右心室。右心房接受来自上、下腔静脉和冠状窦的回心血液，并将血液挤入右心室；后者在舒张期接受来自右心房的静脉血，然后收缩并将血液射入肺动脉而入肺。左心房接受来自肺静脉的氧合血，然后将之排入左心室，后者在收缩期将其射入主动脉而供应全身。

2. 瓣膜

心脏共有 4 个瓣膜，分为房室瓣和半月瓣两类。房室瓣分隔心房和心室，右心房室之间为三尖瓣，左心房室之间为二尖瓣。位于右心室连接肺动脉的为肺动脉瓣，位于左心室连接主动脉为主动脉瓣。

3. 传导系统

从窦房结开始，以每分钟 60～100 次的电流冲动引起心房收缩，再依次传导到房室结、房室束、左右束支和浦肯野纤维，从而调节心脏的收缩与舒张。

4. 心脏的血供

供应心脏的动脉有左、右冠状动脉。左冠状动脉起自升主动脉根部左侧，起始部分称为左冠状动脉主干，向左下方分出前降支到心尖部、回旋支到左心后部，负责供血至室间隔前部、左心室大部、右心室前部和左心房；右冠状动脉起自升主动脉右侧，供血至室间隔后部、右心房和右心室。静脉与动脉相伴随，左右心的静脉汇合成心大静脉，在心脏后面注入冠状静脉窦，然后回流至右心房。

二、心脏移植的定义

目前临床上最常见的心脏移植方法是原位移植，即从最近死亡的器官供体（脑死亡是标准）中取出或不同时移植一个或两个肺的功能性心脏并将其植入患者体内。将患者自己的心脏移除并用供体心脏替换，或者接受者的患病心脏留在原位以支持供体心脏（异位或"背驮式"移植手术），此方法较不常见。

三、心脏移植的类型

心脏移植主要分原位心脏移植术和异位心脏移植术，目前临床上最常见的方法是原位移植，主要包括双腔静脉法、双房法以及全心法三种心脏移植方法。异位心脏移植起源于有关心脏移植最早的实验研究，是将异体心脏移植到颈部或腹部而得名的，另外，胸腔内异位心脏移植又称并列心脏移植。

四、心脏移植的条件

心脏移植总的适应证是终末期心脏病。随着技术发展,部分禁忌证在临床实践中不断被突破,因此心脏移植适应证和禁忌证有所重叠。目前国际指南推荐由心血管内科、心脏外科、影像科、移植科、分子生物遗传学等相关学科专家组成技术委员会仔细衡量风险和获益后,决定候选者是否适宜进行心脏移植。

(一)适应证

心脏移植的适应证如表 4-1 所示。

表 4-1　心脏移植的适应证

绝对适应证:
(1) 血流动力学恶化。
(2) 难以治疗的心源性休克。
(3) 依赖静脉血管活性药物维持器官灌注。
(4) VO_2 peak$<$10 mL/(kg·min),出现无氧代谢。
(5) 严重缺血导致持续发生的活动受限,且 CABG 和 PCI 无法解决。
(6) 反复发作恶性心律失常,所有治疗方法均难以终止或避免复发。
相对适应证:
(1) 活动严重受限,PeakVO_2 11~14 mL/(kg·min)或$\leqslant$55%预计值。
(2) 不稳定型心绞痛反复发作,不适合给予其他干预治疗。
(3) 反复发生非服药依从性不好所致的体液平衡紊乱或肾功能不全。
(VO_2 peak:峰值摄氧量;CABG:冠状动脉旁路移植术;PCI:经皮冠状动脉介入手术)

注:表 4-1 的内容引自《中国心脏移植受者术前评估与准备技术规范(2019 版)》。

(二)禁忌证

心脏移植的禁忌证如表 4-2 所示。

表 4-2　心脏移植的禁忌证

绝对禁忌证:
(1) 合并系统性疾病,预计生存期$<$2 年,包括活动性或近期发现的实体器官或血液系统恶性肿瘤。
(2) 累及多系统的活动性红斑狼疮结节病或淀粉样变性。
(3) 不可逆的肾或肝功能不全且无法行联合移植。
(4) 临床症状严重且未能进行血管再通的脑血管疾病。
(5) 严重阻塞性肺疾病,FEV1$<$1 L。
(6) 不可逆的肺动脉:
　① 高压肺动脉收缩压$>$60 mmHg。

② 平均跨肺动脉压力梯度>15 mmHg。

③ 肺血管阻力>6 Wood 单位。

相对禁忌证：

(1) 年龄>72 岁。

(2) 任何活动性感染(VAD 导致的器械相关性感染除外)。

(3) 活动性消化性溃疡。

(4) 严重糖尿病并发神经病变、肾病和视网膜病等。

(5) 严重的外周和中枢血管疾病：

① 不能外科手术或介入治疗的外周血管疾病。

② 有症状的颈动脉狭窄。

③ 未矫正的大于 6 cm 的腹主动脉瘤。

(6) 病理性肥胖(体质指数>35 kg/m²)或者恶病质(体质指数<18 kg/m²)。

(7) 不可逆的血清肌酐>2.5 mg/dL 或肌酐清除率<25 mL/min(心肾联合移植除外)。

(8) 总胆红素>2.5 mg/dL,血清转氨酶超过正常值 3 倍以上,未服用华法林的情况下 INR>1.5。

(9) 严重肺功能不全,FEV1<40%预计值。

(10) 6~8 周内发生的肺梗死。

(11) 难以控制的高血压。

(12) 严重不可逆的神经或神经肌肉疾病。

(13) 活动性情感疾病或精神状态不稳定。

(14) 6 个月内有药物烟草或酒精滥用史。

(15) 100 天内有肝素诱导的血小板减少史。

(FEV1:第一秒用力呼气容积;VAD:心室辅助装置;INR:国际标准化比值;1 mmHg = 0.133 kPa)

注:表 4-2 的内容引自《中国心脏移植受者术前评估与准备技术规范(2019 版)》。

五、影响因素

(一) 多器官功能衰竭和原发性移植物功能衰竭

阜外医院单中心报道显示,截至 2017 年 2 月底,共完成心脏移植 655 例,移植受者术后随访时间中位数为(3.6±3.2)年,其中术后 1、3、5、7 和 10 年的累积存活率分别为 94.0%、90.3%、85.2%、78.6%和 72.7%。心脏移植术后院内和院外随访共死亡 80 例。主要死亡原因构成比依次为:原发性移植物功能衰竭占 32.5%,恶性肿瘤占 10.0%,多器官功能衰竭占 10.0%,急性排斥反应占 8.75%,感染占 8.75%,猝死占 6.3%,脑血管意外占 5.0%。其中术后 3 个月内死亡 27 例,主要原因为移植心脏功能衰竭(40.7%),其次为多器官功能衰竭(25.9%)。术后 5 年后死亡 18 例,主要死亡原因为移植心脏功能衰竭(27.8%),其次为恶性肿瘤(22.2%),与国际心肺移植协会报道一致。说明多器官功能衰竭和原发性移植物功能衰竭是影响受者长期存活的主要因素。

(二)其他术后并发症

心脏移植术后并发症还有术后出血、低心排综合征、急性右心衰竭、心律失常、消化道并发症、中枢神经系统并发症、急性肾衰竭和术后感染,以上移植术后并发症可严重影响心脏移植受者术后的生活质量,甚至影响患者长期生存。

第二节 生活方式指导

推荐以治疗性生活方式改变(therapeutic lifestyle changes,TLC),即通过改变生活方式、控制饮食来达到治疗效果,从而改善临床结局。下面我们将从饮食指导、运动指导、心理指导、日常生活和工作以及随访指导五个方面进行介绍。

一、饮食指导

心脏移植术后饮食应遵循卫生、新鲜、少量多餐的原则,建议选择优质蛋白、高维生素易消化、营养丰富的食物。同时,还需要注意以下几点:

(1)器官移植患者高脂血症的发生率较高,低脂饮食可以减少慢性排斥进展性移植物动脉硬化进展的速度。为预防术后移植心脏的冠状动脉粥样硬化和狭窄,应戒烟,同时改变饮食习惯,减少饱和脂肪酸和胆固醇的摄入,食物中胆固醇的摄入每天不超过 300 mg。增加不饱和脂肪酸的摄取,选择能够降低低密度脂蛋白(LDL-C)的食物,如植物甾醇(2 g/d)、可溶性纤维(10~25 g/d)。

(2)心脏移植术后患者由于活动减少、利尿以及长期使用肾上腺皮质激素和环孢素 A 等治疗导致骨钙丢失严重,可出现骨质疏松症。饮食上需注意增加钙及维生素 D 的摄入,如果出现骨质疏松症可在医生指导下减少激素的用量。含钙丰富的食物包括牛奶、豆制品、虾米等。

(3)注意钾和钠的补给不宜过高,防止造成钠潴留、高血压及高钾血症;液体入量也应根据尿量和心脏功能的恢复情况供给。具体可参考表 4-3。

表 4-3　饮食建议摄入量

项目	建议摄入量
饱和脂肪酸	通过多不饱和脂肪酸替代饱和脂肪酸,饱和脂肪酸摄入小于总能量的 10%
反式不饱和脂肪酸	尽可能少摄取,尽量不从加工食品中摄取,并且从天然食物中摄取小于总能量的 1%
盐	每天<5 g
纤维	每天 25～35 g,优选全麦产品
水果	每天≥200 g(2～3 份)
蔬菜	每天≥200 g(2～3 份)
鱼类	每周 1～2 次,其中一次是富含油脂的鱼类
无盐坚果	每天 30 g
饮料	不鼓励饮用含糖饮料和含酒精饮料; 注意西柚汁会影响部分免疫制剂作用,避免饮用

二、运动指导

在进行运功锻炼前,需要了解心脏移植受者可能存在的问题:

(1) 继发于麻醉、胸腔手术、疼痛、免疫抑制及不活动的潜在呼吸问题。

(2) 继发于术前体质减退及外科手术的运动耐力下降。

(3) 缺乏心脏移植后运动安全性和有效性的知识。

(4) 缺乏对移植的心理状态调整而产生的焦虑。

(5) 胸骨切口愈合需 12 周。

(6) 缺乏对逐渐增强的运动强度的社会支持。

(7) 存在其他医学问题或骨骼肌肉疾患。

(8) 潜在的排异反应。

(9) 移植术后长期服用激素,导致肌肉弹性下降,肌肉损伤和肌腱炎的风险增加。

心脏移植患者出院后,在身体状况允许的情况下,家庭锻炼需要长期坚持,可结合在院期间有监护的康复运动逐渐过渡,并将运动贯穿于日常生活之中。出院后的锻炼强度以维持在极量运动的 60%～65% 水平为宜。可根据呼吸频率、疲劳感和心率综合调整,但不能仅凭心率来判断。训练以有氧运动为主,如踏车、太极、散步等,运动强度在 Borg 主观劳累计分 12～13 分之间,或者根据躯体情况调整。进一步可做臂力锻炼,如测力计或提物(胸骨切口愈合后 6～12 周内应避免上肢的抗阻运动）。开始时每锻炼 3～5 分钟后休息 1～2 分钟,大多数患者可耐受这种锻炼 3～4 次,经过 6～8 周的锻炼可耐受 35～45 分钟。有氧运动不仅可以提高运动能力,还可以改善心血管危险因素,比如肥胖、高血压以及葡萄糖耐受异常。坚持运动有助于患者骨密度恢复,同时能够防止部分免疫抑制剂对骨骼肌的影响。当然,应治疗骨质疏松以及肌肉萎缩方面,不仅需要坚持运动,还需要结合其他治疗方法。注意控制体重,循序渐进,超重或者肥胖者减轻 5%～10% 体重。另外,结合自身情况,必要时住院期间基础康复锻炼项目可持续坚持,例如上下肢运动、腹式缩唇呼吸等,如图 4-1 所示。

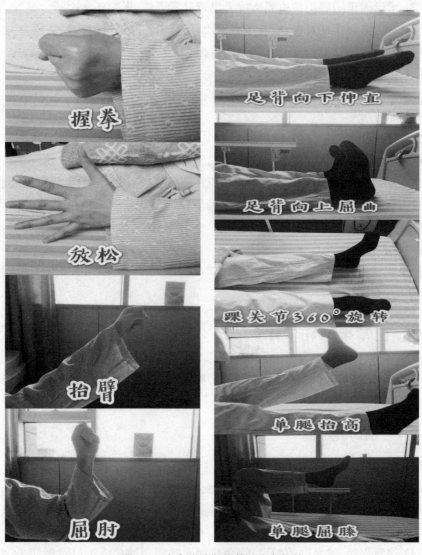

图 4-1　患者住院期间基础康复锻炼

三、心理指导

（一）情绪影响因素

心脏移植受者手术成功后居家期间可能因多种因素导致情绪复杂,主要包括:

(1) 术后需要长期服用免疫抑制药物,担心药物不良反应影响身体健康。

(2) 术后因预防感染被迫隔离或者出行异常谨慎,影响正常生活。

(3) 术后需要定期复查,检查步骤繁琐,治疗费用高昂,精神、经济压力大。

(4) 术后机体功能恢复未达到预期目标,感觉失望。

(5) 担心心脏移植预后。

（二）情绪管理

1. 自我管理

首先,可通过各种途径包括医务人员、互联网、心脏移植协会活动或者心脏移植盟友互动等充分了解心脏移植相关知识及心脏移植现状,学习自我管理经验,结合自身情况,正确认知心脏移植,并采取有效措施解决居家期间所遇到的困惑,从而缓解复杂情绪。

2. 寻求支持

在自我管理基础上,可积极寻求有效的社会及家庭支持,主动表达自己的情感及需求。

四、日常生活和工作

心脏移植受者需终身接受免疫抑制药物治疗,抵抗力下降,做好预防感染措施非常必要。

（一）预防感染

(1) 加强营养,增强机体抵抗力。

(2) 注意饮食卫生,避免食用不新鲜或生冷食物。

(3) 出入公共场所要戴口罩、手套,尽量减少出入人多又不通风的地方以及空气污浊的场所。

(4) 注意保暖,避免受凉感冒;避免接触上呼吸道感染人群以及腮腺炎、麻疹、水痘、肝炎等传染病者。

（5）加强个人卫生,做到三勤:勤洗手、勤洗澡、勤换内裤。注意口腔卫生,用药后可能出现多种口腔疾病表现,如药物性牙龈增生、罕见的病毒和真菌感染、毛状白斑、口疮性溃疡、快速发展的牙周疾病等。

（6）保持室内空气新鲜,有条件的家庭可以定期用紫外线照射消毒。

（7）预防伤口感染:皮肤表面有伤口时用清水认真清洗,做好消毒处理。

（8）接种疫苗前,请主动咨询医生,避免接种活疫苗以及接触接种活疫苗的人群。

（9）定期监测免疫抑制药的血药浓度,在主管医生的指导下,根据血药浓度调整用药量。用量过小,则易发生排斥反应;用量过大,会导致免疫抑制过度,损害免疫功能。

（二）回归工作

心脏移植的基本目标是延续生命,其最终目标是帮助患者回归家庭和社会,提高生活质量,体现社会价值。建议心脏移植受者术后 3 个月内充分休息,根据机体状况做力所能及的家务劳动,避免劳累;是否能回归工作,建议咨询医生,进行身体评估,结合工作性质及强度,量力而行,在条件允许的前提下,鼓励患者回归工作,有助于提高自我认同感,减少失落、焦虑等不良情绪。通常心脏移植术后 6 个月或 1 年后情况良好,可继续参加单位安排的力所能及的工作,适当运动,注意劳逸结合。

五、随访指导

（一）随访必要性

《中国心脏移植术后随访技术规范(2019 版)》中建议心脏移植术后患者需终身随访,考虑原因有:

（1）有发生急性或慢性排斥反应的可能。

（2）免疫抑制剂个体化治疗随时间的延长,剂量可能需要相应调整。

（3）免疫抑制剂长期应用的不良反应和药物相互作用以及与之相关的感染和恶性肿瘤发生的风险。

（4）存在需要特殊监测和处理的并发症。

（二）随访频率

1. 常规随访

心脏移植受者的随访频率可根据术后时间和临床表现决定,若受者恢复顺利,术后第 1 个月每 7~10 天 1 次,第 2 个月每 14 天 1 次,术后第 1 年每月 1 次,之后每 3~6 个月 1 次。如果出现免疫抑制剂血药浓度不稳定、感染和排斥反应等并发症,以及存在棘手的医学或社会心理异常等问题,可适当增加随访频率。

2. 特殊情况随访

心脏移植患者术后出现特殊情况时需主动联系移植中心,主要包括:

(1) 任何原因导致的住院。

(2) 药物治疗改变,包括对确认的或可能的感染,增加任何抗细菌、抗真菌和抗病毒治疗。

(3) 低血压或无法解释的收缩压较基线下降≥20 mmHg。

(4) 静息心率较基线上升>10 次/分。

(5) 发热≥38 ℃;不能解释的发热<38 ℃并持续 48 小时。

(6) 1 周内体重增加≥0.9 kg。

(7) 不明原因体重减轻>2.3 kg。

(8) 择期手术。

(9) 呼吸急促加重。

(10) 肺炎或任何呼吸系统感染。

(11) 晕厥。

(12) 排除肌肉、骨骼症状的胸痛。

(13) 腹痛、恶心、呕吐或腹泻。

(14) 脑血管事件、癫痫或精神状态改变。

(三) 随访内容

了解随访过程中需提供的相关信息非常必要,主要包括药物使用情况、临床表现及实验室检查,关于临床表现,患者在就诊前,可参照本章第四节"症状管理"中的内容进行自检。实验室检查主要包括血液、尿液检测;心电图、超声心动图检查;冠状动脉造影和血管内超声或冠状动脉 CT 检查(每 1~2 年 1 次);条件允许则进行心内膜心肌活检等。常规定期进行心电图、超声心动图以及冠状动脉 CT 检查的必要性是因为移植心脏已经去神经化,当移植心脏发生严重的冠状动脉硬化时,不一定出现典型的心绞痛表现,常可发生无痛性心肌梗死甚至猝死。

第三节　用药指导

一般而言,出院后口服药物主要分为免疫抑制剂、抗感染药物、利尿药、调脂药等几大类。本节我们将针对不同药物类别做一次简明扼要的介绍。

一、药物种类

(一)免疫抑制剂

心脏移植术后免疫抑制治疗包括诱导、维持和抗排斥反应治疗。免疫诱导治疗的目的是在器官移植排斥反应风险最高时提供高强度免疫抑制。中国心脏移植注册系统数据显示,2015～2017 年中国大陆心脏移植免疫诱导治疗比例＞90%,基本应用 IL-2 受体拮抗剂。维持免疫抑制治疗的目标是使受者适应异体器官,同时最大程度减少感染和肿瘤的发生风险。目前,心脏移植最常用的维持免疫抑制的方案仍是三联疗法,包括以下 4 类免疫抑制剂的组合:

(1) 钙调磷酸酶抑制剂(CNI):环孢素或他克莫司。

(2) 淋巴细胞增殖抑制剂:吗替麦考酚酯(MMF)或硫唑嘌呤。

(3) 哺乳动物雷帕霉素靶蛋白抑制剂:西罗莫司或依维莫司。

(4) 糖皮质激素:泼尼松或泼尼松龙。

国际心肺移植协会(The International Society of Heart and Lung Transplantation,ISHLT)2017 年年报数据显示,心脏移植术后 1 年,最常用的 CNI 为他克莫司,应用比例达 93.7%,高于环孢素(5.2%);最常用的淋巴细胞增殖抑制剂为MMF,应用比例达 93.7%,高于硫唑嘌呤(2.9%)。西罗莫司或依维莫司使用比例为 10.7%;泼尼松使用比例为 81.5%。中国心脏移植注册系统数据显示,2015～2017 年我国心脏移植受者出院后他克莫司和 MMF 使用率分别为 93.6%和 91.5%。考虑到移植受者的个体差异,存在不同危险因素,移植中心采用的治疗方案可能也不同,包括制剂的选择、用量以及联合用药等,但基本大同小异。当然,进一步优化心脏移植免疫抑制治疗仍在不断探索过程中,最终的目标是在保证其疗效的同时尽可能减少不良反应。

(二)抗感染药物

感染是心脏移植术后的并发症之一,重在预防。常见的有细菌感染,病毒感染,真菌、原虫和其他感染。

1. 细菌感染

心脏移植术后细菌感染主要涉及肺部感染以及尿路感染,治疗上建议根据痰培养、尿培养结果选择敏感抗生素,尽量避免应用广谱抗生素。

2. 病毒感染

主要包括巨细胞病毒感染、单纯疱疹病毒感染以及 EB 病毒感染等,可应用阿昔洛韦、更昔洛韦治疗,其中对于巨细胞病毒,更昔洛韦可能是目前唯一有效的治疗药物。

3. 真菌、原虫和其他感染

(1) 白假丝酵母菌可使用氟康唑和两性霉素 B 治疗,肺部感染可同时雾化吸入治疗。肺部毛霉感染的病灶若局限于单个肺叶,则行肺叶切除术,术后使用两性霉素 B 继续治疗。

(2) 对于星形放线菌感染,青霉素治疗有特效。

(3) 弓形体病心内膜心肌活检可见兔弓形虫包囊、心肌细胞坏死及纤维化,治疗主要使用乙胺嘧啶 + 磺胺嘧啶 + 亚叶酸。

(4) 肺囊虫感染通过支气管肺泡灌洗或经纤维支气管镜活检发现有包囊即可诊断,治疗可使用抗菌增效剂、磺胺二甲嘧啶或磺胺甲基异唑。

(5) 嗜肺军团菌感染通过痰培养或支气管肺泡灌洗液培养,或经荧光抗体染色可以诊断。可单用红霉素或联用利福平治疗,一般疗程为 3 周。

(三)其他药物

1. 利尿药

目前临床上常用的利尿剂主要有呋塞米片剂(速尿片)、氢氯噻嗪片以及螺内酯片。一般采用联合利尿方案(如呋塞米 + 螺内酯片,氢氯噻嗪 + 螺内酯片)以达到更好的利尿效果。

2. 调脂药

已有明确证据表明,心脏移植患者应常规启动他汀类药物治疗。《中国器官移植受者血脂管理指南(2019 版)》中推荐无论心脏移植受者血脂水平如何,均应在术后 1~2 周启动他汀类药物治疗。考虑到他汀类药物与 CNI 类药物相互作用及相关肌炎风险,他汀类药物在心脏移植受者中的起始剂量应低于一般人群调脂治疗的推荐剂量(表 4-4)。

表 4-4　心脏移植受者的他汀类药物推荐剂量

药物	推荐剂量(mg)
普伐他汀	20～40
辛伐他汀	5～20
阿托伐他汀	10～20
氟伐他汀	40～80
洛伐他汀	20
瑞舒伐他汀	5～20

他汀类药物又称 HMG-CoA 还原酶抑制剂,通过抑制 HMG-CoA 还原酶及胆固醇的合成,主要降低血清总胆固醇与低密度脂蛋白,兼有降低甘油三酯的作用。还具有稳定动脉粥样硬化斑块、保护血管内皮、抗炎等多种作用,长期服用可以显著减少心脑血管事件。

二、用药居家管理及服药注意事项

心脏移植术后患者需服用的药物种类较多,推荐患者建立自己的药物治疗药历并配置专用药箱。

建立药物治疗药历:能够及时记录用药情况(品种、剂量、频率等)、不适或不良反应、健康指标(如血压、血糖、血脂等),这些信息有助于就诊或随访时医生或药师对患者当前药物治疗方案做一个全面、准确、快速地评估。

配置专用药箱:① 制作个性化药品使用手册,标注药名、规格、数量、有效期(或失效期)、适应证、用法用量、禁忌证、不良反应、注意事项。② 药品保存一般要求放在干燥、阴凉、避光的地方,个别药品需要在冰箱中保存(注意:绝大部分是冷藏保存,极个别需要冷冻保存)。③ 药箱应固定地点存放,选择的地点应方便取用,且儿童不易接触到,卧室和客厅为首选,而不宜放在厨房、厕所、阳台。④ 3～6个月清查一次药箱,凡是超过有效期、变质、标签脱落的药品应废弃不用,按有毒、有害垃圾处理,必要时及时更新。⑤ 保留药品说明书,养成使用前仔细阅读药品说明书的习惯,不清楚需咨询药师或医生。

(一)免疫抑制药指导

为预防排斥反应,心脏移植后患者需终身服用免疫抑制药,在使用该类药物的过程中需注意以下几点:

(1)维持有效的血药浓度,定期进行血药浓度监测非常必要:一方面保证免疫抑制药预防排斥反应的有效性,另一方面尽可能减轻药物的毒副作用。建议严格遵守服药时间及注意事项,按时按量服药,做好服药记录,防止漏服。

(2)该药可增加感染概率,移植初期可能需要预防性使用抗生素或抗病毒药物;同时,避免到人多地方,尤其传染病高峰期间,必要时戴口罩,如出现感染症状应立即就诊。

(3)该药可能增加癌症患病概率(以皮肤癌及淋巴瘤为主),避免紫外线下暴晒,建议使用防晒用品保护皮肤。

(4)该药可影响疫苗成效,若同时接受活疫苗注射可能会导致较严重的并发症,在接受任何疫苗注射前,请主动咨询医生。

(5)部分免疫抑制药物对血压水平、血脂水平以及新发糖尿病存在影响,具体见表4-5。

表 4-5　免疫抑制剂对血压水平、血脂水平以及新发糖尿病的影响

药物	血压水平	血脂水平	新发糖尿病
环孢素	↑↑↑	↑↑	↑
他克莫司	↑↑	↑	↑↑
西罗莫司/依维莫司	—	↑↑↑	—
吗替麦考酚酯/霉酚酸	—	—	—
硫唑嘌呤	—	—	—
糖皮质激素	↑↑	↑↑	↑↑

注:表4-5的内容引自《中国实体器官移植受者血脂管理规范(2019版)》,↑代表增加风险,箭头数量代表影响的大小,—代表无影响。

下面将介绍几种常用免疫抑制药物的注意事项:

1.环孢素 A

环孢素品牌较多:新山地明、田可、丽珠环明、强盛、赛斯平等,环孢素为主要的抗排斥药物,与类固醇合用更有效。该药在术后当天即开始应用,结合患者术前肝肾功能状况调整药物用量。该药的主要副作用有高血压、肾功能损害、高血脂、牙龈增生、多毛症、手震等。服药期间需注意:

(1)环孢素 A 常以液体形式用于口服,可以用巧克力饮料或其他饮料(如橘子汁等)稀释,但避免饮用西柚汁,会增加环孢素的吸收。

(2)本药胶囊可供口服,每日量分 2 次口服,一般间隔 12 小时。

(3)口服环孢素 A 时,胃肠道吸收率通常不稳定,较难达到一个稳定有效的血药浓度。为调整剂量,术后一个月内,每周监测血药浓度一次,早上 7 点抽血查谷浓度(C1),抽血后立即服用 CsA,2 小时候再次抽血查峰浓度(C2)。

(4)保持口腔卫生,以免牙龈发炎。

(5) 环孢素 A 可以导致低镁血症,接受该药治疗的心脏移植患者常见血清镁离子含量降低,应注意饮食补镁。

(6) 在移植术后初期,免疫抑制治疗达到高峰,容易诱发各种感染,一些抗生素应用可以影响环孢素 A 的血药浓度、增加肾毒性反应。部分抗生素及其他药物对环孢素 A 的影响见表 4-6。

表 4-6　部分抗生素及其他药物对环孢素 A 的影响

功能	抗生素类	其他药物
提高环孢素 A 的血药浓度	红霉素	地尔硫卓、皮质类固醇、酮糠唑
降低环孢素 A 的血药浓度	利福平、甲氧苄胺嘧啶	戊巴比妥及苯妥英钠
增加肾毒性反应	氨基糖苷类抗生素(如庆大霉素、链霉素与卡那霉素等)、两性霉素 B、甲氧苄胺嘧啶等	左旋苯丙氨酸氮芥

2. 他克莫司(FK506)

又称普乐可复,此药的抗排斥原理及副作用与环孢素相似,主要作用在 T 淋巴细胞激活的早期阶段,通过与 T 淋巴细胞表面的受体结合,阻断钙离子依赖的信号传导通路,进而抑制辅助性 T 淋巴细胞的活化过程。其免疫抑制作用是环孢素 A 的 10～100 倍。现已成功地应用于肝脏、肾脏、心脏等实体器官移植。应用 FK506 在减少急性排斥和难治性排斥反应的发生率方面具有一定优势,引起高血脂及高血压等心血管并发症较环孢素 A 少,对于由于副作用(肝功能受损)而不能接受环孢素疗程或环孢素的抗排斥效果不理想的患者,可选用此药作替代。该药最常见的不良反应有震颤、头痛、感染、肾功能损害、高血压、高钙血症、高血糖、低磷血症、视力障碍、便秘、恶心等。服药期间需注意:

(1) FK506 可与霉酚酸酯或硫唑嘌呤及皮质类固醇联合使用,可以减少各自的用量,一般不与环孢素 A 联合使用。

(2) FK506 术后一个月内,每周监测血药浓度一次,早上 7 点抽血查谷浓度,通常只监测谷浓度,即在服药前抽血。

(3) 每日量分 2 次口服,一般间隔 12 小时。

(4) 因食物可减少 FK506 的吸收,须空腹服用(最少餐前 1 小时或餐后 2 小时),避免饮用西柚汁,因为它能增加此药的血药浓度,增加其毒性。

(5) 胃药可减少其吸收,勿与胃药同服,最好间隔 2 小时。

(6) 出现糖尿病的概率较环孢素高,必要时需服用降糖药来控制。

3. 吗替麦考酚酯(MMF)

常见的有吗替麦考酚酸酯胶囊(骁悉)、麦考酚钠肠溶片(米芙)、赛可平。霉酚酸酯能通过控制细胞和抗体介导的排斥反应,抑制抗体的形成,明显延长移植物的存活,还可治疗心脏和肺脏移植物慢性血管病变,改善移植物的功能。由于 MMF 可减少移植器官急性排斥反应的发生率,现 MMF 替代硫唑嘌呤,成为心脏和肾脏移植术后免疫抑制治疗的一线用药,也用于治疗难治性排斥。与 FK506、激素进行三联治疗,相对于无霉酚酸酯的两联治疗或有硫唑嘌呤的三联治疗可减少急性排斥反应的发生率。主要副作用有胃肠道不适(恶心、呕吐、腹泻、腹痛)、白细胞数值降低等,服药期间需注意:

(1) MMF 与其他免疫抑制剂联用,可降低 FK506、环孢素 A 及皮质激素的剂量。

(2) 每日量分 2 次口服,一般间隔 12 小时。

(3) 为避免影响吸收,须空腹服用。

(4) 勿与胃药同服。

(5) 孕妇忌用。

4. 硫唑嘌呤(azathioprine,Aza)

硫唑嘌呤为一种嘌呤拮抗药,影响 DNA 及 RNA 的合成,干扰蛋白质的合成,可影响抗体形成及 T 淋巴细胞增殖。在临床上广泛使用环孢素 A 之前,硫唑嘌呤为免疫抑制治疗中的重要药物。目前,硫唑嘌呤多与环孢素 A,皮质类固醇等药物联合使用,同时减少各种药物的用量,以期达到最佳治疗效果及最大限度地减少药物不良反应。硫唑嘌呤的不良反应有白细胞减少、肝功能损伤、脱发、继发肿瘤、黏膜溃疡、感染、恶心、呕吐、食欲下降等。服药期间需注意:

(1) 有致畸作用,孕妇禁用。

(2) 巯基嘌呤甲基转移酶(TPMT)与硫唑嘌呤代谢密切相关,建议用药前进行血巯基嘌呤甲基转移酶水平或基因检测,若异常,考虑减量或换用其他药物。

(3) 服药时,禁用血管紧张素转换酶抑制剂,两者合用会加重白细胞减少的副作用。

5. 西罗莫司/依维莫司(SRL/EVL)

属于哺乳动物雷帕霉素靶蛋白抑制剂,西罗莫司即雷帕霉素,主要通过抑制细胞因子对 T 细胞的增生发挥免疫抑制作用。相比于环孢素,雷帕霉素肾毒性和神经毒性小,但水溶性差、生物利用度低,临床应用受到限制。依维莫司是西罗莫司的衍生物,具有水溶性。依维莫司最初应用于晚期肾细胞癌患者的治疗,其适应证主要是抗移植肾排异,心脏移植术后应用率较其他免疫抑制剂偏低。该药的不良反应有:淋巴囊肿、外周性水肿、腹痛、腹泻、低血钾、乳酸脱氢酶升高、痤疮,尿路感染;在较高剂量时常见的不良反应有:贫血、高胆固醇血症、血小板减少症、高三酯血症(高脂血症)。服药期间需注意:

(1) 西柚汁可影响本药的代谢,避免用于送服或稀释本药。

(2) 目前国内市场有胶囊、片剂和口服液 3 种剂型。胶囊和片剂可以室温保存,液体制剂需要在 0~4 ℃的环境中保存。

(3) 该药剂型较多,如果更换产家,请咨询医生调整用药,换药后注意监测血药浓度。

6. 糖皮质激素

糖皮质激素具有显著的抗炎作用,能够抑制免疫过程的多个环节,是临床上使用最广泛的一种免疫抑制药,也是最早用于心脏移植术的免疫抑制药,迄今为止,糖皮质激素的重要性仍不容忽视。其免疫作用机制主要是抑制巨噬细胞释放白细胞介素-1(interleukin-1),导致 T 淋巴细胞增殖受阻,数目减少,对抗原的反应性降低,但 B 细胞不受影响。常用的糖皮质激素包括人工合成的强的松(prednisone)和甲基强的松龙(methylprednisolone),后者的免疫抑制作用为前者的 2 倍。糖皮质激素的不良反应有:增加感染概率、骨质疏松症、高血糖症、糖尿病、上消化道溃疡和胃穿孔、肌肉消耗、肥胖和皮肤变薄而易损等。上述变化的综合效应是使人的衰老过程加快,对于儿童则可致发育迟缓。服药期间需注意:

(1) 对于儿童、糖尿病患者等,以不用或少用此药为宜。

(2) 该药最主要的不良反应是增加感染发生率,甚至威胁患者生命,但同时也可使免疫抑制状态稳定,从而减少环孢素用量,目前大多数心脏移植患者仍然使用糖皮质激素作为综合性免疫抑制疗法的药物之一,在病情稳定的情况下,逐步下调药物剂量,达到最低有效治疗量,用药期间注意预防感染。

(3) 术后大量应用糖皮质激素,可刺激胃酸及胃蛋白酶分泌,抑制胃黏膜上皮分泌黏液,削弱了胃肠道的屏障作用,可遵医嘱服用奥美拉唑减少胃酸分泌,保护胃黏膜,服用复合消化酶、双歧三联活菌、西沙必利等药物改善肠道正常菌群紊乱问题,提高胃动力。一般早餐后服用一次,可减少肠胃不适。

(4) 撤除糖皮质激素的方法包括移植术后不使用糖皮质激素维持、术后第 1 个月撤除、术后 3~6 个月撤除、晚期(术后 1 年后)撤除,目前尚无明确证据显示哪种方法更占优势,建议遵医嘱按时按量服药,切忌自行调整或突然停药。

(二)抗感染药物指导

心脏移植术后抗感染治疗需根据感染类型及程度针对性用药,遵医嘱按时按量服用,切勿自行调整。

(三)其他药物指导

1. 利尿药

具体剂量医生会根据患者的心功能、尿量以及下肢是否水肿等情况综合考虑决定。服药期间需注意:

(1) 呋塞米及氢氯噻嗪片利尿的同时会导致体内钾的排出,从而导致低钾血症。机体缺钾可能会出现心律失常、全身乏力、消化不良、腹胀等不适,建议适当补充钾含量高的食物,必要时及时就诊,根据检测结果遵医嘱调整用药。

(2)在使用利尿剂的过程中,还需注意尿量及体重的变化,如有明显变化并出现不适请及时咨询医生。

2. 调脂药

调脂药的不良反应主要表现为胃肠道不适、肝损害及肌病,最严重的是横纹肌溶解,可引起急性肾衰竭而危及生命,服药期间需注意:

(1)长期服用调脂药者应定期检查肝功能,在用药过程中应注意监测肝功能和肌酶,若肝脏转氨酶升高大于正常上限3倍,或者患者出现不明原因肌肉酸痛无力、排褐色尿、血清肌酸激酶(CK)升高大于正常上限5倍,应及时停药并处理。

(2)术后6个月应每月复查血脂;6~12个月应根据代谢异常程度和治疗情况每1~3个月复查,同时检查尿蛋白;随后每年至少检查1次。

第四节　症状管理

一、排斥反应

(一)定义

移植物中同种异型反应性T细胞识别宿主同种异型组织抗原而诱发针对受者的排斥反应,此为移植物抗宿主反应(graft versus host reaction,GVHR)。

心脏移植是目前医学界公认的药物治疗无效的终末期心脏病,唯一的有效治疗手段,但是移植之后的免疫排斥反应却严重影响移植患者的长期存活率,排斥反应可分为超急性、急性和慢性排斥反应。

(二)临床表现

1. 超急性排斥反应

是由体液免疫所引起的反应,主要原因是供体和受体之间ABO血型不符或者受体内存在致敏的抗体供淋巴细胞的细胞毒性抗体。临床表现为植入时心脏心肌呈现花斑和发绀,收缩无力,很快丧失功能,患者脱离不了体外循环。一旦发生超急性排斥反应,唯一能挽救患者生命的方法就是移除已遭受排斥的供体,安置人工心脏后设法争取时间寻找一个合适的供心再次移植。

2. 急性排斥反应

是目前同种异体心脏移植中最常见的一种移植免疫排斥反应,可出现于心脏移植后的任何阶段,大多数发生在术后 2～10 周,1 月内达到危险高峰,然后迅速下降。据统计表明,术后 3 个月内急性排斥反应的发生率可高达 60%～80%,主要是受体的 T 淋巴细胞活化后引起的细胞免疫反应。临床上较常发生于免疫抑制剂药物突然停用、更换、减量或者是微生物感染等因素。患者一般临床表现包括体温升高、倦怠、乏力、呼吸困难和劳累后心悸、不能平卧、食欲缺乏及体力下降、心律不齐等。胸片显示心胸比增大,心电图 QRS 波电压明显降低和消失,房性期前收缩和室上性心律失常;心肌酶学和肌钙蛋白水平的变化;超声心动图显示心室壁增厚、左右心功能减弱。心内膜心肌活检(EM13)是最有效的监测手段。

3. 慢性排斥反应

多发生在移植 1 年后,是当今影响心脏移植患者长期存活的最主要的难题,也是导致移植心脏慢性失去功能的最主要的原因。慢性排斥反应集中表现为移植心脏血管病变(cardiac allograft vasculopathy,CAV),亦称为移植冠状动脉病,移植物加速动脉硬化,导致供心冠状动脉高度狭窄和闭塞、心肌缺血和梗死。早在移植 3 个月后就可以发生。有数据显示,移植 5 年后约有 22% 的移植心脏可发生移植后血管病,移植 9.5 年后的成年患者中,血管造影仅有 47% 呈阴性。

导致移植心脏发生慢性排斥反应的原因较为复杂,目前还未完全清楚,但主要病因包括免疫反应、巨细胞病毒(CMV)感染、再灌注损伤,以及导致冠状动脉疾病的传统因素,如高血脂、供体高血压、心脏移植后 2 周内有感染发生以及移植后 1 年内的排斥反应等。也有报道显示移植心脏慢性排斥反应与供体糖尿病史、供体年龄和性别(女性供者发生率低)、受体年龄(负相关)和移植前体重指数以及免疫抑制剂的使用有关。由于移植心脏没有神经支配,绝大多数的患者没有心肌梗死及心肌缺血的心绞痛的表现,通常表现为充血性的心衰、室性心律失常和猝死。

(三)预防及处理措施

(1)急性排斥反应可骤然出现,无明显预兆和征象,要加强观察,及时捕捉一些敏感征象非常重要。

(2)不得随意停用、更换或者减量免疫抑制剂,注意避免感染,定期复查,一旦出现相关症状立即就医,给予正确处置。

(3)定期去医院进行冠状动脉造影,以便于早期发现冠状动脉血管病变。

(4)术后尽早应用降脂药和抗血小板聚集药物,控制血压。

(5)戒烟,预防感染。

(6)定期监测免疫抑制剂浓度,及时遵医嘱调整药物剂量。

二、感染

（一）定义

是指细菌、病毒、真菌、寄生虫等病原体侵入人体所引起的局部组织和全身性炎症反应。感染是心脏移植术后患者早期死亡的最主要原因，也是导致晚期死亡的最常见原因，在术后的 3～6 个月，感染所引起的死亡占心脏移植手术后死亡总数的 25%。有 31% 的患者心脏移植术后发生了 1 次或多次的感染，肺脏是心脏移植术后患者最容易发生感染的部位，病死率高达 23%。

（二）临床表现

在心脏移植术后的各个阶段，免疫抑制药的用量是不同的，其感染性疾病的发生也是不一样的。

1. 第一阶段（移植术后的第 1 个月）

在这一期间，由于使用大剂量的免疫抑制药物，机体免疫系统会受到抑制，使得术前已经感染的病原体得以繁殖，出现显性感染，或者使原先的感染性疾病加重，波及全身，如肺、手术切口、纵隔、泌尿系统、皮肤及中枢神经系统等，细菌性感染多见，以细菌性肺炎最为常见。

2. 第二阶段（移植术后的第 2～6 个月）

在此阶段，免疫抑制作用最强，最容易发生致命性感染，常见的病原体有两类：一类为病毒，如巨细胞病毒、肝炎病毒、单纯疱疹病毒、EB 病毒及人类免疫缺陷性病毒等的感染，临床上较为常见。这些病毒以潜伏形式存在于受体体内，也可以通过血清病毒阳性的供心或血液而感染，或者在使用免疫抑制剂时使这些病毒激活而发生感染性疾病。另一类为机会性病原体感染，如单核细胞增多性李氏菌及卡氏肺孢子虫等，以上病毒有免疫抑制效应，为机会性病原体感染创造了条件。

3. 第三阶段（移植术后的第 7 个月及以上）

在本阶段，根据感染性疾病的种类分为 3 组。

（1）移植患者术前无慢性病毒感染，供体心脏功能及其他各方面良好，发生急性排斥反应少，较小剂量的免疫抑制剂就可以维持免疫抑制治疗的要求，其感染性疾病与普通人群出现的感染相似。

（2）慢性病毒感染，长期的免疫抑制药物的应用，使一些移植术后初期发生的病毒感染出现进行性加重，如 EB 病毒导致的恶性淋巴瘤、肝炎病毒诱发的进行性肝脏病变等。

（3）移植供心多次发生急性或慢性排斥反应，多次大剂量的免疫抑制剂"冲击"治疗,使移植患者的免疫功能进一步受到抑制;移植患者体内同时存在免疫调节病毒感染,可发生致命性机会性病原体感染。如单核细胞增多性李氏菌及卡氏肺孢子虫等。

(三) 预防及处理措施

对于心脏移植受体术后感染性并发症的发生,预防是关键,是移植患者术后成功的重要因素之一,关系患者术后的生活及生存质量,必须从多方面采取多种途径和方法进行综合预防。

1. 积极治疗和控制术前存在的并发症

对于心脏移植患者存在的容易发生感染的并发症在手术前应该积极治疗,并将并发症对术后康复的不良影响控制在最低。

(1) 糖尿病患者多途径监控血糖

糖尿病患者极易发生感染,再加上术后早期大剂量的激素与利尿剂的应用,可使糖耐量减低,加重糖尿病的病情,出现较为严重的感染而诱发严重的并发症,如糖尿病酮症酸中毒、昏迷等。术前应该积极治疗糖尿病,采取多种措施将血糖控制在理想范围,包括饮食、药物等。对于术前合并有重度糖尿病且继发感染的患者,在术前应积极使用有效的抗生素控制感染。在感染未控制或不能控制的情况下应尽量避免实施心脏移植手术。

(2) 治疗术前活动性感染

对于术前有风湿热活动、乙型肝炎病毒表面抗原强阳性等应及时评估供体、受体是否存在活动性感染,短期内应用预防性青霉素类抗生素,以减少对肝肾功能的损害。对于术前有上呼吸道感染、肺部感染、胃肠道炎症的患者应积极控制感染,避免因心脏移植术后免疫抑制剂的抑制作用而加重感染。

(3) 预防性抗结核治疗

术前合并有陈旧性结核的患者,术前及术后给予预防性用药6个月,如口服异烟肼等。

(4) 病毒携带者给予抗病毒治疗

一些病毒可通过输血、移植的心脏供体等传播给心脏移植的受体,如巨细胞病毒、肝炎病毒、人体免疫缺陷性疾病等。将术前携带病毒或接受了病毒血清学检查的阳性供体的阴性受体列入术后感染的高危人群。对高危人群应给予相应的抗病毒治疗。如携带巨细胞病毒的患者,术后应用更昔洛韦治疗3~6个月,可减少术后感染的发生率。

(5) 改善肺功能

详见第七章第二节中的相关内容。

2．合理选择抗排斥反应的免疫抑制剂

尽量选择一种对移植物特异性免疫抑制作用较强的免疫剂。对于心脏移植术后患者来说,理想的抗排斥反应的免疫抑制剂应该是能够针对性的控制参与移植排斥反应的增生性 T 淋巴细胞及其亚群,有效的预防排斥反应,但是对抵御病原体侵袭的免疫防御系统的抑制作用很小,不良反应小,这样才能减少感染性并发症的发生。

3．增强营养,提高心脏移植患者机体免疫防御功能

心脏移植患者术前一般都会出现胃肠道淤血、肝脏功能障碍,心功能长期较差。患者消化不良、进食较少,营养物质不能有效摄取和吸收,营养状况差,身体较为虚弱。术前营养状态差,机体对病原体的抵抗能力就会下降,术后更容易发生感染性疾病。术前加强营养,积极给予营养支持,可提高术后对免疫抑制剂的耐受性,在术前及术后都要积极主动进食高营养、高蛋白、低脂肪、低盐、高碳水化合物、高维生素、少渣、易消化的饮食,选择鸡蛋、牛奶、鱼类、虾、蔬菜等。对于口服摄取食物较少或不能进食者,应积极给予静脉高营养治疗或经鼻饲注入高能量营养液,以积极提高心脏移植受体抗感染的能力。

4．控制感染的途径

(1) 严格按心脏移植的要求和标准,供体心脏在摘取、保存及移植过程中应严格无菌操作和心肌保护,避免被污染。在术前对心脏移植的供体和受体均进行术前筛查。供体主要是进行临床评估,进行血清学检查,包括 CMV(巨细胞病毒),HIV(艾滋病病毒)、HBV(乙型肝炎病毒)、HCV(丙型肝炎病毒)及弓形虫等检查。

(2) 预防性应用抗生素和抗病毒药物,心脏移植术前、术后可预防性的使用抗生素,或者针对供体、受体的感染菌群,使用敏感性的抗生素。

(3) 动静脉置管、输液输血时应严格无菌操作,病原体可通过静脉管路进入机体,进入血液循环,诱发局部静脉炎或全身感染性疾病,对于不必要的置管要尽早拔除,必要的时候进行导管尖端培养和药物敏感试验,根据试验结果尽早选择有效的抗生素。

(4) 减少呼吸道的感染,术后早期拔除气管插管,吸痰过程严格执行无菌操作,术后病情允许,鼓励患者早期下床活动,避免坠积性肺炎,出院后,注意避免去人员聚集的地方,注意保暖,外出时佩戴口罩,预防肺部感染,适当运动增强机体抵抗力。

(5) 术后尽可能地减少一些不必要的侵入性操作,对于一些病情需要非做不可的操作,应严格无菌操作。

(6) 注意个人卫生,做好口腔护理,定期观察口腔情况,有无溃疡、白斑、疱疹等,观察手术切口及周围的皮肤情况,观察皮肤有无出现红肿、压痛、疱疹及分泌物等,若出现口腔及皮肤异常情况,及时去医院就诊,及早发现感染征象。

三、移植物冠状动脉病

(一)定义

移植物冠状动脉病(transplant coronary artery disease,TCAD)是一种独特的、快速进展的疾病,是以移植心脏冠状动脉早期血管内膜增生、晚期心外膜下血管狭窄、小血管闭塞并伴心肌梗死为特征的疾病。

(二)临床表现

移植心脏的血管病变主要表现为增生性、弥漫性和闭塞性改变,供体心脏因为失去交感神经的作用,在临床表现上和普通的冠心病有很多的不同,最初表现通常为室性心律失常、充血性心力衰竭及猝死,是心脏移植1年后死亡的首要原因。心脏移植5年后,40%～50%的受者经血管造影证实发生TCAD,表现为血管内膜呈向心性增生且病变弥漫,冠状动脉从近端到远端均受累,多不伴内膜钙化且内膜弹性完好。

(三)预防及处理措施

由于移植物去神经化后导致的无症状性心肌缺血使TCAD临床诊断尤为困难和复杂。冠状动脉CT和造影检查是目前监测TCAD的常用方法。血管内超声能更好地检查血管壁形态及内膜增厚程度。

心脏移植受者早期局限性TCAD可行经皮冠状动脉支架植入治疗,效果满意。终末期TCAD由于病变弥漫,且远端血管受累,支架植入及旁路移植治疗效果较非心脏移植患者差,唯一有确切疗效的治疗手段是再次移植。但再次移植会增加受者风险,并且面临供体器官不足的问题,因此TCAD重点在于预防。术前获取供心时应避免血管内皮损伤,缩短冷缺血时间,转运及保存供心时要注意做好保护措施,术后应经验性地修正危险因素(优化饮食结构,戒烟和控制高血压、血脂,使用抗血小板聚集和抗凝治疗等)。研究表明,使用钙通道阻滞剂(CCB)、戊二酰辅酶A还原酶抑制剂或血管紧张素转换酶抑制剂(ACEI)可减少TCAD的发生。新型免疫抑制剂,尤其是细胞增殖抑制剂(依维莫司、西罗莫司),可能会降低TCAD的发病率,对减轻其严重程度及减缓疾病进展也有帮助。

四、高血压

（一）定义

高血压（hypertension）是指以体循环动脉血压［收缩压和（或）舒张压］增高为主要特征（收缩压≥140 mmHg，舒张压≥90 mmHg），可伴有心、脑、肾等器官的功能性或器质性损害的临床综合征。

（二）临床表现

环孢素 A 相关性高血压大多在术后 1 个月出现，使用 1 年后有 50％的患者会出现高血压，成人心脏移植 5 年后，高血压的发病率达 95％，儿童心脏移植 8 年后，高血压的发病率也达到了 69％。50％～90％的心脏移植受者术后合并中、重度高血压，体液潴留及外周血管收缩可能是主要原因。虽然确切机制目前尚未明确，但很可能与环孢素诱导的肾小管毒性以及交感神经兴奋介导的全身动脉（尤其是肾动脉）收缩相关。服用他克莫司的受者高血压发生率较服用环孢素者低。

（三）预防及处理措施

心脏移植术后高血压治疗难度大，单一降压药物治疗效果不佳，目前仍仅为经验性治疗。这部分人群应慎用利尿剂，过度利尿可进一步降低肾血流量并改变环孢素药物代谢动力学，从而增加环孢素肾毒性。由于 β 受体阻滞剂减弱了运动时心脏的心率调节能力，因此须谨慎应用。国际指南针对心脏移植术后高血压的随访建议包括：① 心脏移植受者降压治疗受益与普通人群相似，因此心脏移植术后高血压的治疗建议目标应与普通人群相同。② 调整生活方式（包括控制体重、低盐低钠饮食和运动）可以协助药物达到能更有效控制血压的目的。③ 根据经验和治疗后血压水平选择心脏移植术后高血压受者的治疗药物，CCB 是最常用的药物，但 ACEI 和 ARB 对合并糖尿病的受者疗效更好，可与 CCB 联用；注意 ACEI 类药物与环孢素 A 合用时会导致血钾增高。④ 纠正危险因素，如糖尿病和高脂血症。⑤ 适当遵医嘱调整免疫抑制方案，对心脏移植术后高血压受者的治疗有益，尤其是停用糖皮质激素。⑥ 心脏移植成人和儿童受者均可发生术后高血压，可通过动态血压监测进行评估。

五、恶性肿瘤

(一)定义

恶性肿瘤一般是指癌症,在医学上,癌(cancer)是指起源于上皮组织的恶性肿瘤,是恶性肿瘤中最常见的一类。一般人们所说的"癌症"习惯上泛指所有恶性肿瘤。癌症具有细胞分化和增殖异常、生长失去控制、浸润性和转移性等生物学特征,其发生是一个多因子、多步骤的复杂过程,分为致癌、促癌、演进三个过程,与吸烟、感染、职业暴露、环境污染、不合理膳食、遗传因素密切相关。

(二)临床表现

长期使用免疫抑制剂增加了恶性肿瘤的发病率(4%～18%),比一般人群的发病率高 100 倍。同时,随着移植物及受者生存时间延长,肿瘤发病率也逐渐升高。恶性肿瘤已成为影响移植受者长期生存的重要因素。心脏移植术后患者肿瘤的发生分为 3 种情况:① 将瘤体植入术体。② 移植之前已经存在前期肿瘤。③ 受体在移植后新发生的恶性肿瘤。最常见的 3 类为淋巴增生性疾病、头颈部肿瘤和肺癌,发病率分别是非移植人群的 26.2 倍、21 倍和 9.3 倍。

(三)预防及处理措施

国际指南针对心脏移植术后恶性肿瘤的随访建议包括:① 心脏移植术后应进行常规乳腺、结肠和前列腺肿瘤筛查,筛查建议同普通人群。② 心脏移植受者应进行严格的皮肤癌筛查,建议每年进行皮肤病检查。③ 心脏移植术后淋巴细胞增殖性疾病(post-transplant lymphoproliferative disorders,PTLD)的评估和治疗应在移植中心由专业医师进行。④ 除骨髓移植外,没有证据证明在出现与淋巴系统无关的肿瘤时减少免疫抑制剂的使用能够获益。⑤ 对于存在恶性肿瘤高危因素的心脏移植受者,术后应尽量减少免疫抑制剂的使用。

六、移植后新生糖尿病

(一)定义

移植后新生糖尿病(new-onset diabetes mellitus after transplantation,NO-DAT)是指移植前无糖尿病的患者在移植后出现持续高血糖状态,在排除急性糖代谢失调后血糖达到世界卫生组织(WHO)或美国糖尿病协会(ADA)关于糖尿病的诊断标准,持续高血糖状态或需要药物治疗 6 个月以上定义为移植后新生糖尿病。

（二）临床表现

移植后新生糖尿病的独立危险因素包括可调性因素和不可调性因素。可调性因素包括:糖皮质激素、钙神经蛋白抑制剂的应用、移植前的血糖状态、体质、高血压、急性排斥反应、病毒感染和移植后器官功能状态。不可调因素有种族、年龄和遗传因素等。多个研究中心表明,心脏术后 5 年内 NODAT 的发病率已高达 32%,在长期应用免疫抑制剂的过程中,他克莫司导致移植后新生糖尿病呈现出剂量依赖性和可逆性,大部分 NODAT 或糖耐量受损者可随着钙神经蛋白抑制剂的减量而恢复。

（三）预防及处理措施

国际糖尿病联盟提出的五项基本措施:饮食治疗、运动治疗、药物治疗、糖尿病教育和自我血糖监测。国际指南针对心脏移植术后糖尿病的随访建议包括:① 心脏移植术后对于糖尿病的有效预防、早期诊断和有效治疗十分关键。② 心脏移植受者应定期进行血糖、口服葡萄糖耐量试验和糖化血红蛋白检查,检查频率由危险因素控制情况和免疫抑制方案决定,并将影响血糖代谢的免疫抑制剂尽量减至最低有效剂量。③ 心脏移植受者应有效控制体重,注意营养和饮食,适当运动。④ 合理使用糖皮质激素和 CNI 类药物。⑤ 每年进行糖尿病相关并发症的评估,包括眼科、足部和外周血管病变评估等。⑥ 与内分泌医师共同对心脏移植术后糖尿病受者进行管理。

七、慢性肾脏病

（一）定义

各种原因引起的慢性肾脏结构和功能障碍(肾脏损害病史大于 3 个月),包括肾 GFR 正常和不正常的病理损伤、血液或尿液成分异常及影像学检查异常,或不明原因 GFR 下降[<60 mL/(min・1.73m^2)]超过 3 个月,即为慢性肾脏病(chronic kidney disease,CKD)。

心脏移植受者伴有终末期肾衰竭的,死亡风险明显增加。环孢素和他克莫司的肾毒性作用已被广泛认同并被详细阐明。较小剂量的环孢素对于延缓肾病进展或许有用,尤其是在与新型免疫抑制剂合用,如吗替麦考酚酯、西罗莫司和雷帕霉素。

（二）临床表现

在 CKD 的不同阶段，患者的临床表现也各不相同。在 CKD3 期之前，患者可以无任何症状，或仅有乏力、腰酸、夜尿增多等轻度不适；少数患者可有食欲减退、代谢性酸中毒及轻度贫血。CKD3 期以后，上述症状更趋明显，进入肾衰竭期以后则进一步加重，有时可出现高血压、心衰、严重高钾血症、酸碱平衡紊乱、消化道症状、贫血、矿物质骨代谢异常、甲状旁腺功能亢进和中枢神经系统障碍等，甚至会有生命危险。心血管病变是 CKD 患者的主要并发症之一和最常见的死因。随着肾功能的不断恶化，心衰的患病率明显增加，至尿毒症期可达 65%～70%。心力衰竭是尿毒症患者最常见死亡原因。血液透析患者的动脉粥样硬化和血管钙化程度比透析前患者更重，动脉粥样硬化往往发展更为迅速。尿毒症性心肌病主要与代谢废物的潴留和贫血等因素有关，心包积液在 CKD 患者中也相当常见。

（三）预防及处理措施

发生 CKD 的危险因素有：高血压、动脉粥样硬化性心脏病、糖尿病、高龄、女性、术前有肾功能紊乱。国际指南针对心脏移植术后 CKD 的随访建议包括：① 心脏移植术后每年使用简化肾脏病膳食改良公式评估肾小球滤过率。② 合并 CKD 的心脏移植受者，环孢素和他克莫司应减至最小有效剂量，服用硫唑嘌呤的受者建议转换为 MMF。③ 普通人群 CKD 治疗策略同样适用于心脏移植受者，包括有效控制血糖、血压，应用 ACEI/血管紧张素受体阻滞剂（ARB）。④ 合并 CKD 的受者每年进行血红蛋白测定，如果出现贫血应给予补铁和促红细胞生成素治疗，维持血红蛋白在 11～13 g/dL 范围。⑤ 出现终末期肾病可考虑行肾移植。⑥ 当 ACEI/ARB 不能有效控制血压时，考虑加用 CCB 类药物。⑦ 低蛋白饮食可降低肾小球内高灌注、高血压及高滤过，减少蛋白尿，从而减慢 CRF 患者肾小球硬化及间质纤维化的进展。当 GFR 低于 25 mL/(min·1.73 m^2)时，蛋白质入量应限制在 0.6 g/(kg·d)。应该保证能量摄入大于 35 kcal/(kg·d)，以最大限度利用饮食中的蛋白质。另外可补充必需氨基酸或酮酸氨基酸混合物。此外，对于有高血压和水肿的患者应该限制盐的摄入。血脂异常的患者应进行饮食调整，必要时应予以降脂药物治疗。

八、糖皮质激素相关性骨病

（一）定义

骨质疏松是一种全身性疾病，由于多种原因导致的骨密度和骨质量下降，骨微结构破坏，造成骨脆性增加，从而容易发生骨折的全身性骨病，移植术后长期应用糖皮质激素及免疫抑制剂可能引起骨质疏松、骨折或股骨头坏死。因此,所有等待心脏移植的成人患者术前都应确认是否存在骨骼疾病。

(二) 临床表现

(1) 疼痛患者可有腰背酸痛或周身酸痛,负荷增加时疼痛加重或活动受限,严重时翻身、起坐及行走有困难。

(2) 脊柱变形骨质疏松严重者可有身高缩短和驼背。椎体压缩性骨折会导致胸廓畸形、腹部受压,影响心肺功能等。

(3) 骨折非外伤或轻微外伤发生的骨折为脆性骨折,是低能量或非暴力骨折,如从站高处或小于站高处跌倒或因其他日常活动而发生的骨折。发生脆性骨折的常见部位为胸椎,腰椎,髋部,桡、尺骨远端和肱骨近端。

(三) 预防及处理措施

国际指南针对心脏移植术后糖皮质激素相关骨病的随访建议包括:

(1) 建议在进入等待名单时就进行检查,成人基线骨密度测定可通过双能 X 线骨密度仪对脊柱和股骨颈进行扫描。

(2) 由于在等待心脏移植期间骨密度可以得到明显改善,建议及时评估已经存在低骨密度或椎骨骨折的患者,并对可纠正的继发性骨质疏松进行治疗,同时建议使用双磷酸盐类药物治疗。

(3) 所有等待心脏移植的患者和心脏移植受者钙摄入量均推荐为 1000～1500 mg/d,具体根据年龄和绝经期情况确定;维生素 D 的摄入量为 400～1000 IU/d。

(4) 鼓励心脏移植受者术后根据自身情况进行有规律的负重和肌肉力量练习,以减少跌倒和骨折的风险并增加骨密度。

(5) 建议心脏移植成人受者术后立刻开始双磷酸盐类药物治疗,并至少持续至术后 1 年;心脏移植 1 年后,如果已经停用糖皮质激素并且骨密度相对正常(骨密度 T 值≥1.5),在对骨质疏松保持高度警惕的基础上停用双磷酸盐类药物是合理的。

(6) 建议成人受者在心脏移植术后 1 年,对近端股骨和腰椎骨的骨密度进行复查,由于双磷酸盐类药物治疗使骨密度增加但对预防骨折发生效果甚微,故对于接受皮质醇和(或)双磷酸盐类药物治疗的成人受者最好每年复查一次,建议有骨质疏松的受者每 2 年复查一次,骨密度正常的受者每 3 年复查一次,任何临床上可能提示骨折症状出现的,均应及时对受者进行骨 X 线检查。

(7) 对于心脏移植儿童受者,监测生长期发育及骨骼疾病迹象或症状很重要,在密切监测临床不发生排斥反应的基础上,可考虑将糖皮质激素减量或停用。

(8) 鼓励心脏移植儿童受者术后增加体育锻炼,每日通过饮食摄入或额外补充钙和维生素 D,同时根据年龄进行调整。

（9）对于骨骼尚未发育成熟的心脏移植儿童受者,双磷酸盐类药物只用于与骨密度降低相关的轻微创伤所致骨折或脊柱压缩。

（10）双磷酸盐类药物作为钙和维生素 D 治疗的补充,心脏移植受者可长期应用治疗骨质疏松。

（11）维生素 D 的活性代谢产物(骨化二醇、阿法骨化醇和骨化三醇)不推荐作为心脏移植术后骨质疏松治疗的一线用药,如果使用,则需每季度检测尿液和血清中钙的水平(高钙血症和高尿钙浓度十分常见并可在治疗过程的任何时候出现)。

（12）不建议将降钙素用于预防心脏移植术后骨质疏松的治疗。

九、精神障碍

（一）定义

术后精神障碍指的是术前无精神异常的患者出现大脑机能活动紊乱,导致认知、情感、行为和意志等精神活动不同程度障碍的总称。

（二）临床表现

试验表明长期应用泼尼松的患者普遍都有一种欣快感、容易兴奋、失眠及情绪不稳定,少数患者还会出现严重的精神症状,如幻觉、精神错乱等,有精神病家族史者更容易诱发。

（三）预防及处理措施

严密观察患者的精神以及意识状态,及早发现异常变化,调整睡眠环境,家属要在精神上给予患者支持,倾听患者主诉及情绪的宣泄,理解患者的感受,及时给予心理疏通,力所能及的解决困难,让患者安心养病,失眠患者可采取促进睡眠的相关措施,如睡前用温水泡脚、喝热牛奶等,适当的时候可遵医嘱使用催眠药物,改善睡眠质量。加入移植病友的交流平台,让患者和康复者之间可以相互沟通、倾诉,增加生活的信心和动力,以良好的心态回归社会,争取早日重返工作岗位。

十、心脏移植术后血脂异常

（一）定义

对心脏移植成人受者,术后出现高胆固醇血症,一般与术前存在高胆固醇,术后糖皮质激素、环孢素的应用有关。家族性高胆固醇血症(FH)又称家族性高 β 脂蛋白血症。FH是儿童期最常见的遗传性高脂血症,也是脂质代谢疾病中最严重的一种,可导致各种危及生命的心血管疾病并发症出现,是冠状动脉疾病的一种重要危险因素。

(二)临床表现

本病最具特征的临床表现为血 LDL-C 水平增高、黄色瘤、角膜弓和早发性冠心病。

(三)预防及处理措施

不论患者的胆固醇水平如何,在心脏移植1~2周后建议开始他汀类药物治疗,考虑到与环孢素和他克莫司的药物相互作用及不良反应的发生风险,他汀类药物的起始剂量应低于治疗高脂血症的推荐剂量。做好饮食控制,保持合理的体重,适当运动,服用药物遵医嘱,观察药物的不良反应,不得擅自停药或者改药。

十一、眼部病变

(一)定义

因长期使用激素和免疫抑制剂,心脏移植术后的患者可出现多种眼部病变,以白内障、继发性开角型青光眼和中心性浆液性视网膜病变多见。白内障是各种原因如老化、遗传、局部营养障碍、免疫与代谢异常、外伤、中毒、辐射等引起的晶状体代谢紊乱,导致晶状体蛋白质变性而发生混浊,此时光线被混浊晶状体阻挠无法投射在视网膜上,造成视物模糊。

(二)临床表现

单侧或双侧性,两眼发病可有先后,视力进行性减退,由于晶体皮质混浊导致晶状体不同部位的屈光力不同,可有眩光感或单眼复视、近视度数增加,临床上将老年性白内障分为皮质性、核性和后囊下三种类型。

1. 皮质性白内障

以晶体皮质灰白色混浊为主要特征,其发展过程可分为四期:初发期、未成熟期、成熟期、过熟期。

2. 核性白内障

晶体混浊从晶状体中心部位即胚胎核位置开始出现密度增加,逐渐加重并缓慢向周围扩展,早期呈淡黄色,随着混浊加重,色泽逐渐加深如深黄色、深棕黄色,核的密度增大,屈光指数增加,患者常诉说远视减轻或近视增加,早期周边部皮质仍为透明。因此,在黑暗处瞳孔散大,视力增进;而在强光下瞳孔缩小,视力反而减退,故一般不等待皮质完全混浊即行手术。

3. 后囊下白内障

混浊位于晶状体的囊膜下皮质,如果位于视轴区,早期即影响视力。

(三)预防及处理措施

移植术后的患者要定期进行眼部检查,国外的一些移植中心建议患者最初每年检查一次眼睛,由眼科医生决定复查的时间及频率。要注意以下症状:① 眼睛疼痛。② 视力改变如视物模糊、复视、色差。③ 眩光。④ 视力减弱。⑤ 飞蚊症,即日常生活中眼前会出现黑点。⑥ 眼睛干涩或者红肿。发生以上症状应尽早就医,保护好眼睛,提高生活质量。

第五章　肺移植照护策略

肺移植是改善终末期肺疾病患者生活质量和延长生存期的有效治疗手段,据国际心肺移植协会 2016 年报告,全球已完成成人肺移植手术 55795 例。据中国肺脏移植注册系统统计,截至 2017 年底,国内累计开展肺移植总数 1237 例。随着手术技术、器官保存、围手术期管理以及免疫抑制方案的极大改善,肺移植受者术后生存期逐渐延长,处于稳定期的肺移植受者,如果在家庭照护方面得到有效保障,不仅可以减轻患者症状,避免肺部并发症的发生,还可以减少后续的治疗费用,减轻经济负担,同时提高患者的生活质量。因此,肺移植受者的社区家庭照护就显得尤为重要。

第一节　概　　述

肺的功能包括通气和换气两部分:通气是指将空气中的氧气吸入到肺泡中而将肺泡中的二氧化碳呼出体外;换气是指将肺泡中的氧气吸收到血液中再输送到全身,而将血液中的二氧化碳交换到肺泡内。无论是通气还是换气功能的损害,都会导致肺功能的下降。当肺功能进行性下降到一定的程度,将会严重影响患者的活动能力,甚至危及生命。在这种情况下,肺移植可挽救患者生命。肺移植是指通过外科手术将同种异体的健康肺植入体内以取代丧失功能的病肺。

一、肺的生理结构

(一)位置

肺位于胸腔内,纵隔两侧,因心脏位置偏左,故左肺狭长,右肺略宽短。

(二)颜色

肺表面为胸膜被覆,光滑。幼儿肺的颜色呈淡红色,随年龄增长,空气中的尘埃吸入肺内,逐渐变成灰色至黑紫色。

（三）形态

肺呈圆锥形,有一尖、一底、两面、三缘。

（1）肺尖:圆钝,伸向颈根部,位于锁骨内侧 1/3 上方 2.5 cm 处。

（2）肺底:又称膈面,稍向上方凹。

（3）两面:

① 肋面(外侧面)圆凸,贴近肋骨和肋间肌。

② 纵隔面(内侧面)中部有长圆形凹陷称为肺门,有支气管、肺动脉、肺静脉、气管动脉、支气管静脉、神经和淋巴管出入,出入肺门的结构被结缔组织包绕,构成肺根,肺根内结构的排列:a. 从前向后:肺静脉、肺动脉、支气管。b. 从上向下:左肺根:肺动脉、支气管、肺静脉。右肺根:支气管、肺动脉、肺静脉。

（4）三缘:

① 前缘。锐利,左肺前缘有心切迹,切迹下方为左肺小舌。

② 后缘。钝圆,靠近脊柱。

③ 下缘。较锐利,伸入膈和胸壁之间的肋膈隐窝内。

（四）分叶

左肺被斜裂分为上、下两叶,右肺被斜裂和水平裂分为上、中、下三叶(图 5-1)。

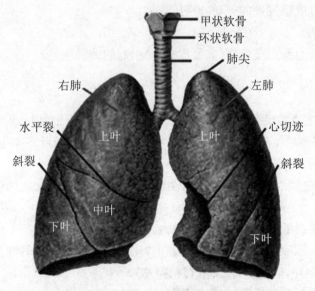

图 5-1　气管、支气管和肺（前面观）

（五）支气管肺段

气管(一级支气管)分出肺叶支气管(二级支气管),进而分出肺段支气管(三级支气管),每个肺段支气管及其所属的肺组织称为支气管肺段,简称肺段。肺动脉与支气管伴行进入肺段,肺静脉的属支位于肺段之间。每个肺段呈圆锥形,尖端朝向肺门,底部达肺表面。左肺分 8 个肺段,右肺分 10 个肺段。

二、肺移植的条件

（一）适应证

肺移植适用于终末期良性肺部疾病的患者,终末期良性肺部疾病是指恶性肿瘤之外的肺部疾病致肺功能逐渐减退,进而引起慢性呼吸功能衰竭,包括以下疾病:

（1）肺气肿、慢性哮喘、支气管炎。

（2）弥漫性支气管扩张。

（3）各种原因引起的肺纤维化、肺间质病变(包括感染和药物等引起的肺间质病变、淋巴管平滑肌瘤病、蛋白沉积症等)。

（4）各种职业性肺病(如矽肺等)。

（5）原发性或继发性的肺动脉高压。

（6）结节病。

（7）系统性自身免疫疾病(如硬皮病等)引起的肺部损害。

（二）移植指征

终末期良性肺部疾病使肺功能严重受损,如果不进行肺移植,2 年内死亡的风险>50%;肺移植后生存期至少 90 天的可能性>80%;移植后 5 年生存率>80%;无其他有效治疗方案。具体包括:

（1）有各种症状、不可逆转、进行性加重、其他治疗手段无效的各种终末期肺部疾病。

（2）威胁生命的并发症,如气胸、咯血。

（3）5 年内无恶性肿瘤,无心肝肾等重要脏器疾病(细支气管肺泡细胞癌和皮肤基底细胞癌除外,同期肺肾、肺肝移植除外)。

（4）正常生活明显受限,或氧气依赖,但可步行。

（5）精神状态正常,能配合治疗。

（6）营养状况能耐受手术。

（7）单肺移植年龄≤75岁。

（三）绝对禁忌证

（1）近期恶性肿瘤史。

（2）其他主要器官系统（如心脏、肝脏、肾脏或大脑）存在无法治疗的严重功能障碍，除非能进行联合器官移植。

（3）未经治疗的动脉粥样硬化性疾病。

（4）怀疑或确诊存在终末期器官缺血、功能障碍或冠状动脉疾病，且不适合进行血运重建。

（5）无法改善的凝血功能障碍，且具有严重的出血倾向。

（6）移植前存在控制不良的高毒性或耐药微生物的慢性感染。

（7）具有充足的证据显示感染结核杆菌；移植时造成严重限制的胸壁或脊柱畸形。

（8）体重指数（BMI）≥ $35.0 \ \mathrm{kg/m^2}$。

（9）运动功能严重受限，康复能力差。

三、肺移植的类型

（一）单肺移植

单肺移植是指将患者的一侧肺切除，替换为新的肺。一般会选择肺功能较差的一侧，肺源通常来自于已宣布为脑死亡的捐赠者。

（二）双肺移植

双侧肺移植即将两侧肺全部切除，替换为新的肺。虽然双肺移植的技术更为复杂，但是目前的研究表明，双肺移植比单肺移植具有更好的肺功能且长期生存率更高。双肺移植适用于所有单肺移植的患者，若存在以下情况优先选择双肺移植，具体包括：

（1）终末期感染性的肺部疾病（如囊性纤维化、弥漫性支气管扩张症等）。

（2）严重的阻塞性肺部疾病，伴有明显的肺动脉压力增高和右心功能不全。

（3）供体质量欠佳时，双肺移植有助于安全渡过手术。

（4）非感染性的终末期肺部疾病患者，有反复的继发性感染病史，如肺内有耐药菌（如洋葱伯克霍尔德菌、绿脓杆菌等）定植，应接受双肺移植。

（5）原发性肺动脉高压患者。

（三）肺叶移植

肺叶移植是将活体或死亡供体肺的一部分肺移除并用于替代接受者的病肺，在活体捐赠中，这个程序需要捐赠来自两个不同人的肺叶，取代接受者每侧的肺。对于活着的捐赠者在捐赠肺叶后，尽管肺容量减少，但应该能保持正常的生活。对于已宣布为脑死亡的捐赠者，一个供体可以提供两个肺叶。

第二节　生活方式指导

一、饮食指导

（一）饮食原则

1. 降低碳水化合物的摄入

目的是为了减少 CO_2 的生成。与蛋白质和脂肪相比，碳水化合物的呼吸商最高，在体内彻底氧化后产生的 CO_2 最多，会引起或加重 CO_2 潴留，加重呼吸困难，甚至进一步抑制呼吸中枢，加重呼吸衰竭。

碳水化合物含较低的蔬菜有西葫芦、菜花、西兰花、蘑菇、芹菜、丝瓜、萝卜、芦笋、白菜、西兰花、菠菜、芝麻菜、甜椒、豆瓣菜等。碳水化合物含较低的水果有杏、草莓、桃子、杨桃、哈密瓜等。

2. 改变脂肪和胆固醇的摄入比例

脂肪的呼吸商最低，在体内彻底氧化后生成的 CO_2 最少。但脂肪的摄入应以不饱和脂肪酸为主，从而降低胆固醇水平。即使胆固醇正常，也需要控制其摄入量，不食或少食红肉、蛋黄等，可食用鱼类、芝麻以及菜油等。

3. 增加蛋白质的摄入

促进正氮平衡，因患者呼吸做功多造成蛋白质分解亢进，故为促进合成代谢应供给高蛋白饮食，尤其需增加优质蛋白的摄入。优质动物蛋白如排骨、牛奶、瘦肉、豆制品、鱼、鸡蛋等。优质植物蛋白包括黄豆、大青豆、黑豆等。

4. 保证矿物质、维生素以及水分的摄入

肺移植术后的患者因长期口服泼尼松，骨质形成能力降低。免疫抑制剂不仅抑制肠道吸收钙，而且加速钙的排出，饮食中要注意摄取含钙量高的食物，牛奶是人体钙的最佳来源，其他含钙量丰富的食品包括：虾皮、绿叶蔬菜等。在烹调鱼、排骨等食品时,适当加醋,加速钙的溶解、吸收。忌食碳酸饮料,因碳酸饮料影响钙质的吸收。同时,均衡地摄入水果、蔬菜、乳制品、肉类、豆类、淀粉类、油,以保证充足的维生素和矿物质。水分摄入不足会使痰液变得黏稠,引起便秘,导致皮肤、口腔黏膜干燥等。因此,水分的摄取非常重要。值得注意的是,根据嗓子是否发干来判断身体是否需要水分是不正确的。如果医生告知要限制水分摄入量,应遵照执行。发热或存在肺部感染时,应适当增加水分摄入量。

5. 限制钠的摄入

摄盐量过多会导致体内储存过多水分,血压升高。每日食盐量应小于6 g,减少酱油、味精等化学调味品的摄入;不食或少食奶酪、火腿、咸猪肉、拉面、罐装汤、酱汤、腌制食品、薯片、苏打饼干等。应选用新鲜鱼肉、蔬菜、柠檬、低盐酱油、醋、香油等。

6. 减少糖和酒精的摄入

肺移植后需服用泼尼松,该药物会增加血糖溶度,因此需减少糖分高的食物的摄入。同时,要限制饮酒,大量的酒精会和药物产生不良反应。

(二)饮食注意事项

(1)餐具专人专用,注意饮食卫生,避免引起腹泻;忌生冷辛辣、生鲜食品,如生鱼片、各类海鲜、未经消毒的鲜果汁等,因未经烹煮的生食中可能有潜在细菌、病毒、寄生虫,肺移植术后患者免疫力低下较普通人易感染。

(2)忌食增加或降低免疫力的食物或保健品(如人参、西洋参等)。

(3)忌食影响药物溶度的食物(如中药制剂、海参)或水果(葡萄柚)。

(4)服用激素类药物可增进食欲,但需注意控制饮食,避免因体重增长过快而影响药物浓度。

二、运动指导

(一)体能训练

1. 行走、下蹲训练

尽可能下床站立,做原地踏步运动,缓慢行走。病情允许时,双手抓住床栏或把手,双脚分开同肩宽,慢慢下蹲,最好双膝能呈90°弯曲,稍作停顿,然后缓缓站起,反复几次。根据患者的体力而定,以不感觉疲劳为宜。练习下蹲时,一定要有家属陪伴,防止摔倒。每日2~3次,每次10~15分钟,通过训练防止下肢肌肉废用性萎缩。

2. 登楼试验

训练前先测量心率、血氧饱和度、血压，以正常行走的速度登楼，感觉吃力时停止。再次测量心率、血氧饱和度、血压，和行走楼梯的层数一并记录，以此训练体能。注意登楼时要有家属陪伴，防止发生意外。

3. 全身放松训练

患者取坐位，先深呼吸1次，第2次深吸气的同时，患者双上肢屈曲在胸前并紧贴肋缘，整个人上半身用力蜷曲缩紧，心里默数"1、2、3、4"，然后徐徐呼气，同时上半身慢慢放松打开，回复到原状。如此反复数次，每日2~3次。

（二）呼吸肌训练/呼吸功能锻炼

1. 缩唇(深)呼吸

缩唇(深)呼吸：通过缩唇形成的微弱阻力来延长呼气时间，增加气道压力，延缓气道塌陷。以鼻吸气，缩唇呼气，呼气时将嘴唇缩成吹笛状，使气体经缩窄的嘴唇缓缓呼出，同时收缩腹部，缩唇的程度与呼气流量以距口唇15~20 cm处、与口唇等高水平的蜡烛火焰随气流倾斜又不至于熄灭为宜。要尽量做到深吸、慢呼，吸气与呼气时间比为1∶2或1∶3。一般吸气时间为2秒，呼气时间逐渐延长或保持到10秒以上。连续进行10~20次，每天早、晚各进行1~2次锻炼。每分钟7~8次，每天锻炼2次，每次10~20分钟(图5-2)。

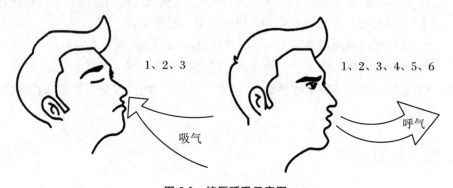

图 5-2　缩唇呼吸示意图

2. 腹式呼吸

腹式呼吸时横膈膜/膈肌上下移动。由于吸气时横膈膜/膈肌会下降，把脏器挤到下方，因此腹部会膨胀，而非胸部膨胀。因此，呼气时横膈膜/膈肌将会上升，因而可以进行深度呼吸，呼出较多停滞在肺底部的二氧化碳，从而改善呼吸功能。

患者可以根据需要选择体位：坐位、卧位或侧卧位，集中精神，姿态自然，放松全身肌肉。初学者以半卧位为适合，两膝半屈或在膝下垫一个小枕头，使腹肌放松，两手分别放在前胸和上腹部，用鼻子缓慢吸气时，膈肌放松，腹部的手有向上抬起的感觉,而胸部原位不动,呼气时,腹肌收缩,腹部的手有下降的感觉。呼气时间是吸气时间的2倍,即吸气用1.5秒,呼气则用3秒,家属可协助看表。连续进行10~20次,每天早、晚各进行1~2次锻炼。每日2次,每次做10~15分钟为宜,逐渐养成平稳而缓慢的腹式呼吸习惯(图5-3)。

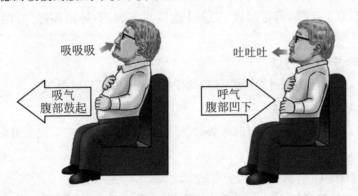

吸吸吸

吐吐吐

吸气
腹部鼓起

呼气
腹部凹下

图5-3　腹式呼吸示意图

3．激励式肺计量器

取半坐卧位或坐位,一手固定吸管,一手将激励式肺计量器直立握好,调整激励式肺计量器指标的刻度。先由嘴慢慢吐气后,双唇紧闭,含住激励式肺计量器的口含片。以平稳的速度由嘴缓慢吸气,使激励式肺计量器内的浮盘被吸上来。当浮盘到达指标刻度时,可先暂停呼吸让浮盘停留约1秒后,再由嘴缓慢吐气。每次吸气以浮盘达到指标刻度为有效练习。可逐日依体力所能承受的程度渐渐调高刻度,增加吸气量。每小时练习10~15分钟,每分钟练习5~6次,每天共400~600次。每次练习时指标刻度应随吸气练习情况慢慢增加,不要突然增加太多,让自己无法负荷。每做一两次深呼吸后,须平静呼吸一会儿,再做一次深呼吸,以免换气过度。练习中若有头晕、心动过速、胸闷、口唇发麻现象,可能是换气过度,宜暂停休息至情况恢复后可再练习。

4．全身性呼吸体操锻炼

(1)第一节:长呼吸

身体直立,全身肌肉放松,用鼻吸气、口呼气。先练习深长呼气,直到把气呼尽,然后自然吸气,吸与呼之比为1:2或1:3,以不头晕为主,呼吸频率以每分钟7~8次为宜。

(2)第二节:腹式呼吸

直立位,一手放胸前,一手放腹部,做腹式呼吸。吸气时尽力挺腹,胸部不动,呼气时腹肌缓慢收缩。

(3)第三节:动力呼吸

随着吸气和呼气做两臂放下和上举。

（4）第四节：抱胸呼吸

直立位，两臂在胸前交叉压紧胸部，身体前倾呼气；两臂逐渐上举，扩张胸部，吸气。

（5）第五节：压腹呼吸

直立位，双手叉腰，拇指朝后，其余 4 指压在上腹，身体前倾呼气，两臂慢慢上抬吸气。

（6）第六节：下蹲呼吸

直立位，双足合拢，身体前倾下蹲，两手抱膝呼气，还原时吸气。

（7）第七节：弯腰呼吸

取立位，双臂腹前交叉，向前弯腰时呼气，上身还原两臂向双侧分开时吸气。

（8）第八节：行走呼吸

走两步呼气 1 次，再走 5 步呼气 1 次。

以上每节自然呼吸 30 秒，可先从每次做 1～2 遍开始，逐渐增加到每次做 4～6 遍，每天 1～2 次，量力而行。以个体能耐受为主，运动量以个体自觉稍有点累但无呼吸困难，心率较安静时增加<20 次/分钟，呼吸增加<5 次/分钟。

（三）运动注意事项

（1）术后 6 周内不要拎多于 2.5 kg 的东西。

（2）应避免参加剧烈性和对抗性运动，如足球、拳击等。

（3）锻炼时穿着舒服的衣服和鞋子，保证足够的饮水量。

（4）运动时出现恶心、胸痛、头晕、心悸、呼吸困难、气喘加重等，应立即停止运动，并及时就医。

（5）有氧运动强度为达到年龄调整最大心率的 50%～80%，年龄调整最大心率等于 220 减去实际年龄。

（6）发烧、感染或者感冒时应避免外出，避免进行剧烈运动。

（7）避免在饱餐后立即运动。

三、心理指导

随着手术技术、器官保存、围手术期管理以及免疫抑制方案的极大改善，肺移植受者术后生存期逐渐延长。负性情绪如忧郁、悲观、忍耐、克制、压抑等会造成中枢神经过度紧张，削弱了人体的免疫力，增加了机体对致病因素的敏感程度，成为疾病的活化剂；而情绪乐观、善于表达、积极配合，会让患者的身心处于良性功能状态，增加全身的免疫功能，使疾病得以控制或向有利方向发展。

（一）寻求正确的心理应对方式

1．主动获取资源，寻求帮助

利用身边可利用的资源获得有利于康复的信息，如咨询医护人员、多与病友沟通等。可以与有相同经历的病友进行交流，如与同病种且治疗周期较长的病友多聊天，他们已经历过一些疗程，听他们讲讲经验能够帮助自己更好的应对疾病，同时，也能够学习到很多他人应对疾病的方法。如果意识到自己存在焦虑、抑郁等情绪时，要主动寻求专业的帮助。

2．主动表达，寻求一种宣泄方式

研究已经证实消极情感和社交抑制是不利于疾病预后的。所以，需要与人表达自己的想法，适时表达出自己的担忧、愤怒和悲伤，寻找一种发泄的方式。适度合理地进行一些运动，包括锻炼、适当散步、泡澡等，或者可通过听音乐、看电影等方式转移注意力。同时，需要减少咖啡因的摄入量，如咖啡、茶和碳酸饮料等。

（二）自我调适的方法

1．静默疗法

静默疗法应在空腹时进行，一般每日 2 次，每次 15~20 分钟。具体方法如下：

（1）姿势可在床上或地板上，患者盘腿而坐，盘腿时左脚压在右小腿腿腹上，右脚放在弯曲的左小腿腿腹上，两脚交叉放置。上身正直，不靠墙或其他物体，但身体不要用力，自然放松。双眼及嘴唇微闭，不低头、不抬头，面朝正前方，两肩自然下垂，手指自然并拢，轻放在两腿膝关节处。

（2）调节呼吸，大脑排除杂念，先从自然呼吸开始，再慢慢进入深呼吸，逐步过渡到腹式呼吸，待腹式呼吸完全代替了自然呼吸时，呼吸次数会逐渐减少，甚至可以减少到原来自然呼吸时的一半。

（3）将注意力集中于丹田处，丹田分为上、中、下三部分。上丹田位于两眉之间，中丹田位于剑突下，下丹田位于脐下 3 寸（1 寸≈3.33 cm）处。刚开始呼吸时，使气息上达上丹田，并默念"停"，将注意力集中于此处几秒钟。几秒钟后屏住呼吸，再继续吸气，用同样方法将气息传到中丹田及下丹田，最后再将气息自下丹田至中丹田、再至上丹田，由鼻呼出。

2．音乐疗法

研究表明，当人处在优美悦耳的音乐环境之中，可以改善神经系统、心血管系统、内分泌系统和消化系统的功能，促使人体分泌一种有利于身体健康的活性物质，可以调节体内血管的流量和神经传导。另一方面，音乐声波的频率和声压会引起心理上的反应。良性的音乐能提高大脑皮层的兴奋性，改善人们的情绪，激发人们的感情，振奋人们的精神。同时有助于消除心理、社会因素所造成的紧张、焦虑、忧郁、恐怖等不良心理状态,提高应激能力。下面根据治疗功效列出一些音乐曲目,供大家参考。

(1) 抗焦虑、控制愤怒类

《春风杨柳》《江南好》《同舟共济》《星期六的晚上》《化蝶》。

(2) 抗抑郁、振奋精神类

《祝您快乐》《春天来了》《心花怒放》《喜洋洋》《命运交响曲》《祝您幸福》《蓝色狂想曲》。

(3) 治疗失眠、多梦类

《梦幻》《摇篮曲》《绿色小夜曲》《醉夜》《大海一样的深情》《春江花月夜》。

(4) 增强食欲类

《餐桌音乐》《欢乐舞曲》《北国之春》《花好月圆》《花谣》。

(5) 解除疲劳类

《假日的沙滩》《矫健的步伐》《锦上添花》。

聆听音乐时应全身心投入,从音乐中寻求感受。每次 30～60 分钟为宜,音量不要过大,经常更换曲目,以增加注意力和兴趣,避免疲劳和厌倦情绪。

四、日常生活和工作指导

(一) 复诊指导

肺移植术后受者总是受到慢性排斥、感染和其他疾病的威胁,因此,术后随访的次数及间隔时间对每个受者来说都很重要。

1. 检查计划

(1) 出院后第 1 个月:血常规、生化全套、胸片或 CT、肺功能、血药浓度均为每周 1 次,纤维支气管镜每 6 周 1 次。

(2) 出院后第 2 个月:血常规、生化全套、胸片或 CT、肺功能、血药浓度均为每 2 周 1 次。

(3) 出院后第 3 个月:血常规、生化全套、胸片或 CT、肺功能、血药浓度均为每月 1 次,纤维支气管镜 1 次,心脏彩超 1 次,CMV 抗体 1 次,骨密度测定 1 次。

(4) 出院后第 6 个月:血常规、生化全套、胸片或 CT、肺功能、血药浓度均为每月 1 次,纤维支气管镜 1 次,心脏彩超 1 次,CMV 抗体 1 次。

(5) 出院后第 24 个月:如果病情稳定,血常规、生化全套、胸片或 CT、肺功能、血药浓度均为每 3 个月 1 次,纤维支气管镜每年 1 次,心脏彩超每年 1 次,CMV 抗体每年 1 次,骨密度每年 1 次。

2. 注意事项

（1）按照计划定期复诊，如有不适，随时就医。

（2）在监测血药浓度前，不要服用环孢素或他克莫司，可随身携带药物，抽血结束后及时服用。

（3）纤维支气管镜检查前需禁食 6～8 小时、禁水 2 小时，做完后再禁食、禁水 2 小时。

（二）戒烟指导

肺移植术后吸烟是绝对禁止的，由于长期应用免疫抑制药物，肺移植患者的抵抗力低于正常人，容易发生感染及肿瘤，而吸烟会增加患者肺癌及其他癌症发生的概率。戒烟能够有效地降低咳嗽咳痰以及呼吸困难的发生率，提高生活质量。

1. 戒烟方法

（1）改变认知和行为

要意识到戒烟的重要性和必要性，吸烟对呼吸道免疫功能、肺部结构和肺功能均会产生不良影响，引起多种呼吸系统疾病。戒烟可以延缓气流受限的进展，明显降低上述疾病的发病风险，并改善疾病预后。越早戒烟，受益越多。

在准备戒烟时，要有充分的准备，足够的决心和信心，家人及朋友要充分理解患者，帮助患者戒烟。通过均衡营养、规律起居、适度运动等方式缓解戒烟前后的戒断症状。

（2）咨询戒烟门诊

目前国内已有 200 余家医院开设了戒烟门诊，许多戒烟门诊针对吸烟者制定了专门的戒烟方式，如 5A 戒烟干预法，包括询问（ask）、建议（advice）、评估（assess）、帮助（assist）和安排随访（arrange follow-up），为患者制定个性化的戒烟方式，对其讲述吸烟的危害，帮助其树立成功戒烟的信心。研究已证实此方法切实可行且效果较好，值得推广。

（3）药物干预

烟草依赖为一种慢性尼古丁成瘾性疾病，而尼古丁强化效应是吸烟者戒烟失败的主要原因。戒烟药物能有效帮助吸烟者戒断烟瘾，包括一线戒烟药物（如尼古丁替代药物、盐酸安非他酮及伐尼克兰）、二线戒烟药物（如可乐定和去甲替林等）以及其他戒烟药物。据统计，不依赖药物的“干戒”（通过意志力戒烟，不用药物辅助治疗）的成功率不足 3%，联合药物治疗可以明显提高戒烟的成功率。值得注意的是，一定要在医生指导下进行药物干预戒烟。

2. 注意事项

（1）市场上有很多戒烟产品，比如戒烟糖、非烟草型香烟等香烟替代品，不但没有任何效果,还会导致心理依赖。吸烟导致的空虚感是无法用其他东西填补的,只有意识到自身并不需要吸烟,也不需要任何东西代替吸烟,才能真正戒烟。

(2) 虽然电子烟是戒烟的一种选择,但是其安全性仍需进一步研讨,许多国家已经将其列为禁用品,不建议使用。

(三)复工指导

术后能否恢复工作取决于很多因素,包括工作性质和患者的动机等,如果恢复良好,可以从事力所能及的工作,术后 6~8 个月可以重返工作岗位,但应注意:① 避免较重的体力活动。② 避免与有毒物质接触。③ 保证较好的工作环境,最好邻近医院,以便发生意外时随时就诊。④ 保证充足的睡眠和休息。⑤ 按时服用免疫抑制药物。

(四)生育指导

肺移植患者如果生育,必须在移植医师和妇产科医师的监护下有计划地进行。首先,至少在移植 2 年后;其次,应在临床检查后,医师认为适合生育。有关资料显示:肺移植术后,女性受者妊娠后高血压、毒血症以及贫血的发生概率增加,分娩也大多采用剖宫产;对男性受者而言,尚无明显影响。

(五)免疫接种指导

感染是肺移植术后最严重的并发症之一,而免疫接种是控制感染的方法之一。由于肺移植受者处于免疫抑制状态,某些常见疾病可能危及生命。因此,要尽可能预防感冒,如果可能的话,应当使用疫苗预防感染,以减少病毒感染的可能性。然而,接种活病毒疫苗是正在接受免疫抑制治疗者的禁忌证。因此,肺移植受者应按计划进行免疫接种,但移植术后应避免接种活病毒疫苗。

第三节　用药指导

一、免疫抑制剂

（一）他克莫司（普乐可复）

1. 服用方法

他克莫司是一种免疫抑制药，它抑制某种特定参与排异反应的白细胞。常用胶囊制剂，有 0.5 mg、1 mg、5 mg 三种规格，一天吃 2 次，每 12 小时 1 次，服药前 2 小时和服药后 1 小时禁食。

2. 副作用

服用他克莫司可能的副作用有：双手细微颤动、头痛、脱发、血糖升高、高血压以及肾功能受损；术后 1 个月内较为常见的副作用是恶心和腹泻，少数患者会出现高血钾。

3. 注意事项

（1）葡萄柚和葡萄柚汁可以增加他克莫司的吸收，导致中毒，所以服用他克莫司期间不能吃葡萄柚，也不能喝葡萄柚汁。

（2）定时监测他克莫司浓度，抽血需在服用他克莫司之前。复查日需随身携带他克莫司，以便抽完血及时服用。

（3）他克莫司需在 15～30 ℃的环境中保存。

（二）环孢素

1. 服用方法

环孢素是和他克莫司相似的免疫抑制剂，若有特别需要，可遵医嘱用环孢素代替他克莫司。环孢素分液体制剂和胶囊两种。

（1）液体制剂：每瓶 50 mL，每毫升含 100 mg。可以混合橙汁、苹果汁服用。

（2）环孢素胶囊有两种规格：100 mg 和 250 mg，一天吃 2 次，每 12 小时 1 次，服药前 2 小时和服药后 1 小时禁食。

2. 副作用

环孢素的副作用和他克莫司类似，也有一些他克莫司没有的副作用，比如毛发生长、牙龈肿胀。

3．注意事项

（1）液体制剂不可与葡萄柚汁混合服用。

（2）胶囊制剂内为油剂时避免鼻饲，防止油剂吸附在管壁而影响药物浓度。

（3）环孢素引起脸部、手臂、身体的毛发生长，不必过于担心，但需要注意牙龈肿胀，保持口腔清洁，早晚用软毛牙刷刷牙，每餐后漱口以清除食物残渣。

（三）吗替麦考酚酯

1．服用方法

吗替麦考酚酯是一种重要的免疫抑制剂，可以减少引起排异反应的白细胞数。有 500 mg 和 250 mg 胶囊两种剂量，通常剂量是每 12 小时 1000 mg，大多数是从初始剂量 250 mg、500 mg 开始，接下来每 3 天增加一次剂量直到 1000 mg。

2．副作用

吗替麦考酚酯的副作用包括白细胞减少，胃肠道不适如恶心、呕吐伴或不伴腹泻。

3．注意事项

（1）每天在同一时间点服用药物。

（2）服药期间需密切监测白细胞数，如果白细胞数过低，需及时告知医生，以便调整药物用量。

（四）泼尼松（类固醇）

1．服用方法

泼尼松通过抑制身体的免疫系统预防排异反应，遵医嘱用药，一般从大剂量开始吃药，然后逐渐减少至一个低水平维持。

2．副作用

泼尼松可能的副作用：食欲增加、血糖升高；满月脸、向心性肥胖，皮肤变薄易破；胃酸增多、胃溃疡；流汗多，夜间明显；脸部、背部、胸部痤疮；肌肉无力（尤其是腿部）；视物模糊；关节疼痛；伤口愈合缓慢；情绪改变等。

3．注意事项

（1）副作用并不是每个人都会出现，与药物剂量有关，减少剂量，副作用会减轻。因此，如出现上述副作用，应及时告知医生，以便调整药物用量。

（2）吃饭时或饭后服用，减少胃溃疡的发生。

（3）注意健康饮食，减少饱和脂肪酸及甜食的摄入，保持理想体重。

（4）保持皮肤清洁，每天清洗皮肤 2～3 次。

（5）定期运动锻炼，保持肌肉力量。

二、抗感染药物

（一）阿昔洛韦

1. 服用方法

阿昔洛韦可以用来预防疱疹病毒的感染和传播，也可以抑制水痘病毒、EB 病毒。EB 病毒可能引起单核细胞增多症和特定的淋巴瘤。阿昔洛韦有 200 mg 和 800 mg 两种胶囊规格。遵医嘱用药，典型的剂量是一天 3 次，每次 200 mg。

2. 副作用

阿昔洛韦的副作用包括头痛、恶心、呕吐、腹泻、头昏眼花。

3. 注意事项

遵医嘱用药出现副作用时，及时与医护人员联系。

（二）更昔洛韦/缬更昔洛韦

1. 服用方法

更昔洛韦用来抑制疱疹病毒和巨细胞病毒（CMV）。更昔洛韦通常住院静脉给药，一天一次或两次，剂量根据体重决定。缬更昔洛韦是更昔洛韦的口服药制剂，一天 1 次或 2 次。

2. 副作用

更昔洛韦/缬更昔洛韦主要的副作用是白细胞减少。

3. 注意事项

（1）更昔洛韦和阿昔洛韦不能一起服用。

（2）缬更昔洛韦需在饱餐后服药。

（3）至少每 2 周检测一次白细胞数，如果白细胞数过低，需及时告知医生，以便调整药物用量。

（三）制霉菌素漱口液

制霉菌素可以预防口腔和咽部的真菌感染。用法为一天漱口 4 次，可在餐后或睡觉前，含漱后 15 分钟内不要冲洗嘴巴。如果有义齿，需在漱口前取下来。

（四）复方磺胺甲噁唑

服用免疫抑制剂容易感染肺孢子虫肺炎，复方磺胺甲噁唑可预防该类肺炎，同时也可预防其他细菌感染。移植术后一周开始服药，每周一、三、五各吃一片。如果有磺胺类药物过敏史，需及时告知医生，不可服用该药。

三、其他药物

（一）呋塞米（速尿）

呋塞米是一种利尿剂，用来治疗水肿和高血压，它通过增加排尿排出多余的液体。服药期间需要每天监测体重，如果一晚上体重增加 1 kg 或更多，或出现下肢水肿，说明液体在体内滞留；如果一晚上体重减少 1 kg 或更多，或站立时感到头晕目眩，经常口渴，说明患者排出了过多的水分。出现上述情况，要及时与医护人员联系。

（二）氯化钾

呋塞米会引起钾随尿液排出过多，因此需要补钾，氯化钾的剂量根据血钾水平而定。

（三）甲胺呋硫、尼扎替丁、奥美拉唑、兰索拉唑、耐信、泮托拉唑

该类药物能够抑制胃酸分泌，预防服用泼尼松引起的胃部不适或胃溃疡，若服用了该类药物仍存在胃部不适症状，需及时告知医护人员。

（四）胃复安

胃复安可以改善术后出现的恶心、胃酸反流等症状。其片剂有 5 mg 和 10 mg 两种。一天 4 次，饭前 30 分钟和睡前服用。

（五）氧化镁

环孢素可以导致肾脏排镁增多，因此肺移植术后需服用氧化镁数月。氧化镁片剂规格是 400 mg，服药剂量因人而异。不建议在服用他克莫司或环孢素 2 小时内服用。

第四节 症 状 管 理

一、咳嗽咳痰

(一)概念及表现

咳嗽是因咳嗽感受器受到刺激后引起的突然剧烈的呼气运动,是一种反射性防御动作,具有清除呼吸道分泌物和气道内异物的作用。但长期而频繁的咳嗽对人体不利,如咳嗽可促使呼吸道内感染扩散,剧烈的咳嗽可导致呼吸道出血,甚至诱发自发性气胸等。咳嗽可分为干性咳嗽和湿性咳嗽,前者为无痰或者痰量甚少的咳嗽,后者伴有咳痰。咳痰是借助支气管黏膜的纤毛运动、支气管平滑肌的收缩及咳嗽反射,将呼吸道分泌物经口腔排出体外的动作。

(二)处理措施

(1)密切观察咳嗽、咳痰情况,包括痰液的颜色、量和性质,如有异常,及时咨询专业人员。

(2)保持室内空气新鲜、洁净,注意通风,维持室温在 18～20 ℃ 范围,湿度 50%～60%,以充分发挥呼吸道的自然防御功能。保持舒适体位,采取坐位或者半坐位有利于改善呼吸和咳嗽排痰。

(3)慢性咳嗽使能量消耗增加,应给予足够热量的饮食。适当增加蛋白质和维生素,尤其是维生素 C 及维生素 E 的摄入;避免进食油腻、辛辣刺激以及冰冷食物,以免诱发咳嗽。在咳痰后及进食前后均用清水或漱口液漱口,保持口腔清洁,促进食欲。

(4)如无心、肾功能障碍,应给予充足的水分,使每日饮水量达 1500～2000 mL,有利于呼吸道黏膜的湿润,使痰液稀释更容易排出。

(5)促进有效排痰:包括有效咳嗽、胸部叩击等(具体详见第七章第二节中的相关内容)。

(6)遵医嘱使用止咳祛痰药。

二、呼吸困难

(一) 概念及表现

呼吸困难是指患者主观上感到空气不足、呼吸费力;客观上表现为呼吸运动用力,严重时可出现张口呼吸、鼻翼翕动、端坐呼吸、发绀,可有呼吸频率、深度、节律的改变。肺源性呼吸困难是由于呼吸系统疾病引起通气和(或)换气功能障碍,造成机体缺氧和(或)二氧化碳潴留所致。呼吸困难根据临床特点分为吸气性呼吸困难、呼气性呼吸困难以及混合型呼吸困难3类。

(二) 处理措施

(1) 严重呼吸困难时卧床休息,协助采取舒适的体位,可采取身体前倾位,并使用枕头、靠背架或床边桌等支撑物增加患者的舒适度。

(2) 在保证充分休息的基础上,适当活动,以不感到疲劳、不加重症状为宜。维持合适的室温和湿度,冬季注意保暖,避免直接吸入冷空气。

(3) 穿着宽松的衣服并避免盖被过厚而造成胸部压迫等加重不适。

(4) 严密观察呼吸困难的严重程度,必要时及时前往正规医院就医。

(5) 呼吸困难伴低氧血症者,可进行家庭氧疗(具体详见第七章第二节中的相关内容)。

(6) 呼吸功能锻炼:呼吸困难需要增加呼吸频率来代偿呼吸困难,这种代偿多数依赖于呼吸肌参与呼吸,即胸式呼吸。然而胸式呼吸的效能低于腹式呼吸,患者容易疲劳,所以可进行缩唇呼吸、腹式呼吸等呼吸功能锻炼(具体详见本章第二节中的相关内容)。

(7) 遵医嘱使用支气管舒张药、呼吸兴奋药等,观察药物不良反应。

(8) 呼吸困难会使患者产生烦躁不安、焦虑甚至恐惧等不良情绪,从而进一步加重呼吸困难。家属应陪伴在患者身边并给予心理支持以增强其安全感,保持其情绪稳定。

三、疼痛

(一) 概念及表现

疼痛是当机体受到伤害时产生的一种自我防御机制,是一种正常的生理反应。疼痛的严重程度并不代表疾病的严重程度。引起肺移植术后疼痛的原因包括:手术中肋间神经的离断造成伤害性刺激引起伤口疼痛;手术引起组织细胞的破坏,周围组织合成释放化学物质激活外周伤害性感受器,加重伤口疼痛;反复多次行气管镜检查和介入治疗等有创操作;术后留置气管插管、漂浮导管、体外膜肺氧合(ECMO)管路、胸腔引流管等引起的机械性刺激;急性排斥反应、炎症反应刺激胸膜等均会引起患者疼痛。2017 版《成人手术后疼痛处理专家共识》指出,创伤大的胸科手术后疼痛属于急性伤害性疼痛,有时镇痛需持续数周,如果不能在初始状态下被充分控制,则可发展为慢性疼痛,其性质也可转变为神经病理性疼痛或混合性疼痛。有研究表明:肺移植术后 58%的患者会存在慢性疼痛。

(二)处理措施

1. 疼痛评估

(1)无痛

患者咳嗽时切口无痛。

(2)轻度疼痛

患者可忍受,能正常生活,睡眠基本不受影响,咳嗽时感到切口轻度疼痛,但仍能有效咳嗽。

(3)中度疼痛

中度持续的剧烈疼痛,患者睡眠受干扰,需用镇痛药物治疗,患者不敢咳嗽,怕轻微振动。

(4)中度疼痛

持续剧烈疼痛,患者睡眠受到干扰,需用镇痛药物治疗。

2. 严格依照医生医嘱进行服药

(1)遵医嘱按时用药,即无论当时是否疼痛发作都应在规定的时间服药,不是按需给药,保证疼痛连续缓解。及时、按时用止痛药更安全有效,而且需要的止痛药强度和剂量也最低。

(2)吗啡控释片等糖衣片服用时不能切开或咬碎;使用透皮贴制剂的注意事项:选择合适的粘贴部位,多选择在躯干平坦、干燥、体毛少的部位,如前胸、后背、上臂、大腿外侧;粘贴前用清水清洁皮肤,不要用肥皂或酒精擦拭。待皮肤干燥后打开密封袋,取出贴剂,先撕下保护膜,手不要接触黏膜层,将贴剂平整贴于皮肤上,并用手掌按压 30 秒,保证边缘贴紧皮肤。局部不能加温,不能使用热水袋、电热毯或暖气等;72 小时及时更换贴剂,不宜拖延,以免出现爆发痛;更换时重新选择部位。

(3)不可因为担心药物成瘾不用或停用阿片类止痛药,慢性疼痛使用阿片类止痛药治疗,尤其是口服,其他长效制剂如按时给药,发生"成瘾"的风险性较小。

3. 采取非药物措施减轻疼痛

（1）放松和臆想

放松和臆想是让精神及身体达到一种松弛状态。放松技术包括简单的注视呼吸锻炼、逐步放松肌肉、音乐松弛法。愉快的精神臆想能帮助患者放松心情，可以设想一个安宁的景色，如海浪轻柔地拍打着沙滩，或进行缓慢地深呼吸，同时想象疼痛正在离开身体，愉快的臆想和逐步放松肌肉均已被证明能降低患者自我报告的疼痛强度和痛苦。放松与臆想结合更为有效，特别是当患者按自己的需求和爱好发挥想象力时最理想。

（2）分散注意力及调整心境

分散注意力可以使患者的注意力从疼痛或伴有的不良情绪中转移到其他方面。分散注意力可以是内在的，如在心里数数，给自己唱歌等；也可以是外在的，如随着音乐有节奏地呼吸、唱歌、看电视、读书等。分散注意力的锻炼包括做重复性的动作或识别运动，如有节奏地按摩、凝视一个焦点等。

（3）皮肤刺激

包括在皮肤表面热敷（湿热疗法）和冷敷。其他方法还有按摩、按压等，可帮助患者放松身体，分散对疼痛的注意力。这些方法均为无创性疗法，患者和家属较易掌握。

① 热敷。

用热水袋、湿热敷布、电热垫等，热敷时必须将热水袋认真包好，预防烫伤。接受放射治疗的患者不要在放疗部位使用热疗。在皮肤热疗对缓解肌肉痉挛无效的情况下，可用冷疗。

② 冷敷。

可使用冰袋或冰水中浸泡的毛巾以及市售的化学凝胶冰袋等。冰袋使用时一定要密封好，防止漏水，还应能适于身体外形，应用时要保持舒适和安全的低温，同时要尽量包好，防止冰袋直接刺激皮肤。冷敷时间要少于热敷的时间，一般不超过15分钟。放疗损伤过的组织、疼痛的关节不能用冷疗，有血管收缩症状加重的情况禁用冷疗，如周围血管病、雷诺现象等。

③ 按摩。

按摩是一种较舒适的肌肉放松疗法，易于缓解一般的酸痛，特别适用于治疗期间与活动受限有关的疼痛。按摩还可通过增强特定部位皮肤血液循环来减轻疼痛。按摩不能增强衰弱的肌肉，因此不要用按摩代替有行走能力的患者的活动与锻炼。

4. 疼痛控制目标

疼痛控制一般要求达到3-3目标，即：

（1）数字评估的疼痛强度＜3或达到0。

（2）24小时内疼痛危象次数<3。

（3）24小时内需要急救药物次数<3。

四、常见并发症的预防

（一）原发性移植物失功

原发性移植物失功（primary graft dysfunction，PGD）通常发生于移植后24～72小时，大部分受者在术后1周开始明显缓解。水肿可能会持续至术后6个月，但大多数在术后2个月左右完全缓解。

1. 病因

（1）供者因素：吸烟、饮酒是PGD的危险因素。

（2）供肺获得性因素：长时间应用呼吸机、创伤、大量输血、炎症、肺挫伤和血流动力学不稳定等是PGD的危险因素。

（3）供肺管理：肺灌注液类型、温度、灌注方式、灌洗量、灌注压力以及供肺冷缺血时间等影响供肺质量。

（4）受者因素：原发病（特发性肺动脉高压、结节病）、合并症（中、重度肺动脉高压、高体质指数）及既往行胸膜固定术等术后PGD发生风险高。

（5）供、受者匹配度：供、受者器官体积匹配度差，在非慢性阻塞性肺疾病受者中供肺过小，发生PGD风险大，出现新生供者特异性抗体等。

（6）手术相关因素：单肺移植、术中体外循环支持、再灌注时高吸入氧浓度和术中大量输注血制品是PGD的独立危险因素。

2. 临床表现及诊断

肺移植术后72小时内出现：① 严重低氧血症，动脉血氧分压$PaO_2/FiO_2 <$ 300 mmHg，肺水肿。② 胸部X线检查表现为弥漫性、渗出性肺泡浸润。③ 排除超急性排斥反应、静脉吻合口梗阻、心源性肺水肿和严重感染等。

3. 处理及预防措施

（1）如果患者的原发病为特发性肺动脉高压、结节病或肺纤维化合并中重度肺动脉高压，医生会在必要时应用体外生命支持系统或ECMO支持，降低PGD的发生率及严重程度。

（2）一旦发生PGD，须进行以下治疗：① 支持治疗；保护肺通气，改善呼吸功能；加强液体管理，在保证重要脏器良好灌注的前提下限制液体入量，应用利尿剂。② 应用肺血管扩张剂。③ 接受ECMO治疗：严重PGD为应用ECMO的适应证，包括严重低氧血症（$PaO_2/FiO_2 <$ 100 mmHg）、对肺血管扩张剂无反应、酸中毒和右心功能障碍。

（二）慢性排斥反应

移植后的器官都会有排斥反应，因此需长期服用免疫抑制剂。排斥反应分为急性排斥反应和慢性排斥反应，慢性排斥反应是影响移植物长期存活和导致移植物慢性失功能的首要原因，肺移植的慢性排斥反应主要表现为闭塞性细支气管炎，是肺移植后远期最主要的并发症，发生率为 11%～54%，以术后 2 年最多见。

1．病因

机体对内外各种致病因子有着非常完善的防御机制，其中对外来物如细菌、病毒、异物等"异己成分"的重要作用就是攻击、破坏、清除，正常情况下，这是对机体的一种保护机制。然而行器官移植术后，新的器官作为一种异物被机体识别，并将动员机体的免疫系统发起针对移植物的攻击、破坏和清除，这就是排斥反应，这时的排斥反应对机体而言就成了破坏性的。

2．临床表现及诊断

慢性排斥反应的主要症状是进行性的、不减退的呼吸困难、咳嗽、有黏液脓性痰或无痰，有限制性肺功能损伤，活动时气短加剧。X 线检查在胸部平片有间质浸润，肺下野小结节及周围肺野的含气影。

3．处理及预防措施

（1）早期识别排斥反应的现象和症状，包括发热、气短等，如果出现异常症状，及时前往正规医院就医。

（2）定期进行纤维支气管镜检查，通过活检及时发现排斥反应。

（3）放平心态，移植术后随时都可能发生排斥反应，通常术后一个月内常见，经历排斥反应是预料之内的事，不必过于紧张。遵医嘱服药，早期发现是可以抑制排斥反应的。

（4）一旦发生排斥反应，患者接受的治疗可能是静滴甲强龙 3 天，甲强龙是泼尼松的静脉形式，当患者接受第 3 次甲强龙治疗的时候，医生会增加泼尼松的剂量，然后逐步减量到基础维持量。如果排异反应非常严重，或经过上述治疗仍持续，需要使用免疫球蛋白。

（三）感　染

肺移植术后感染发生率和病死率都高居首位，可发生于移植术后任何时间，但各种类型感染的好发时间不同。

1．病因

易患因素包括病原体定植、肺叶膨胀不全、纤毛运动功能受损、供肺去神经支配、淋巴回流中断以及免疫抑制治疗等。常见的感染有细菌性感染、CMV 感染、真菌性感染等，还有肺孢子虫病、EB 病毒感染、结核菌感染等。

2. 临床表现及诊断

(1) 细菌感染:典型的临床表现为发热、咳嗽、咳痰、胸闷、气短和乏力等。

(2) 真菌感染:临床表现为发热、咳嗽、咳拉丝样黏痰、胸闷和喘息等。根据支气管镜下表现,支气管曲霉感染分为浅表浸润型、全层浸润型、闭塞型和混合型。肺移植术后支气管曲霉感染以混合型为主。

(3) 病毒感染:① CMV 感染:直接器官损伤,引起 CMV 综合征,表现为发热、乏力和骨髓抑制。②社区获得性呼吸道病毒感染:肺移植术后社区获得性呼吸道病毒感染发病率较高,出现明显气道症状者占 57%。气道症状表现不一,可以从无症状到轻度上呼吸道感染,甚至重症肺炎,感染的严重程度与病毒类型有关。

肺移植术后不同类型感染多根据典型症状和体征、实验室检查、胸部 CT 表现以及支气管镜检查进行诊断。

3. 处理及预防措施

(1) 及时识别感染的信号包括:① 体温 38 ℃以上。② 咳嗽剧烈,痰液颜色改变或气短。③ 疼痛、水疱、肿块。④ 寒战。⑤ 流感样症状或重感冒症状。⑥ 伤口处流水或肿胀。⑦ 恶心、呕吐或腹泻严重或持续 24 小时以上。⑧ 易疲劳或活动耐量下降。⑨ 排尿烧灼感或尿频。

(2) 避免前往人群密集的公共场所,移植前 2 个月内,适当谢绝探视。

(3) 可适当进行家务劳动,但需避免清理真空清洁袋,改变火炉过滤器等灰尘较多的活动。

(4) 避免吸入强烈刺激气味的气体,如氨水、漂白水等。

(5) 避免感冒,建议家属定期接种流感疫苗。

(6) 保持口腔清洁,如果口腔出现溃疡或白斑要及时告知医护人员。

(四) 气道吻合口并发症

肺移植术后常见的气道吻合口并发症包括缺血坏死、裂开、狭窄和软化,总发生率约为 15%。

1. 病因

术后早期气道吻合口局部支气管缺血是造成气道吻合口并发症的一个重要原因。支气管血液供应通常来源于肺动脉和支气管动脉,肺移植术中支气管动脉切断后一般不予重建,因此气道血供只能依赖于低压、低氧肺动脉系统的逆行血流。供肺气道经受者支气管循环血运重建通常发生在肺移植术后 2~4 周。在新生血管形成之前,减少肺血流量或增加肺血管阻力的因素会加重供肺支气管缺血。这些因素包括供肺保存不良、肺缺血再灌注损伤、严重水肿、排斥反应、感染、炎症和长期正压通气。供肺气道缺血最初表现为黏膜改变,进行性缺血可导致支气管壁坏死,最终开裂。早期的缺血性改变还会促使纤维组织增生、肉芽组织形成和气道结构完整性受损,这些过程在临床上远期表现为狭窄和软化。

引起气道吻合口并发症的其他危险因素还包括:① 供、受者身高、体型不匹配。② 由于低心排血量或医源性因素引起的长期低灌注。③ 右侧气道吻合口因支气管长度较左侧长,加重吻合口缺血,较左侧吻合口更易发生气道并发症。④ 原发性移植物失功。⑤ 雷帕霉素的使用。

2. 临床表现和诊断

气道吻合口并发症的局部表现呈多样性和重叠性,可出现缺血坏死、裂开、狭窄和软化中的一种或多种表现。临床表现为不同程度的咳嗽、咯血、呼吸困难及肺部感染等;支气管裂开者可出现气胸、纵隔气肿及急性大咯血;严重者可发生急性呼吸衰竭。一般通过支气管镜检查确诊。

(1) 吻合口裂开

发生率为 1%~10% ,是肺移植后 1~6 周发生的严重气道缺血的并发症。其结局取决于裂开的严重程度。支气管镜检查是诊断的金标准。胸部 CT 检查有助于检测和评估少量漏气,支气管周围空气征和支气管壁不规则、管壁缺损、动态或固定的支气管狭窄、纵隔气肿或组合征象是吻合口裂开的影像学表现。

(2) 支气管狭窄

是肺移植术后最常见的气道并发症,一般分为两种类型:① 位于支气管吻合口或在吻合口 2 cm 范围内,称为中央气道狭窄(central airway strictures,CAS)。② 位于吻合口远端或肺叶支气管的气道,称为远端气道狭窄(distal airway strictures,DAS),可伴或不伴 CAS。最常见于中间段支气管,导致完全狭窄或支气管中间段综合征。胸部 CT 可同时判断狭窄的程度和范围,特别对于判断 CAS 是否合并 DAS 较支气管镜检查更为直观。

(3) 气道软化

是指呼气时支气管管腔缩小超过 50%。软化是由于气道内软骨支持的丧失,这些变化可能发生在吻合口甚至更广泛的气道。症状包括呼吸困难(尤其是卧位)、呼吸频率增加、分泌物清除困难、反复感染以及慢性咳嗽,常伴有哮鸣音。肺功能提示第一秒用力呼气容积、呼气峰流速和呼气中期流速减少 25%~75%。动态吸气-呼气 CT 扫描可提示软化症,但支气管镜检查是诊断的金标准。

3. 处理及预防措施

(1) 遵医嘱局部或全身使用抗生素,必要时行支气管镜介入以及无创正压通气治疗,对于严重的裂开、软化以及不能采取其他保守治疗措施的受者,可考虑行外科修复术或支气管再吻合术。

(2) 按照复诊计划,保持支气管镜的检查频率,评估呼吸道并发症的进展,以便及时诊断和治疗。

(3) 居家期间若出现咳嗽、咯血、呼吸困难及气胸等需及时就医。

（五）气胸

肺移植术后气胸是一种常见的并发症，可发生在移植肺或者单肺移植的自体肺一侧。

1. 病因

某些自体肺原发病（如肺气肿、肺纤维化和肺淋巴管平滑肌瘤）易引发术后气胸。术后早期呼吸机辅助通气会增加气胸发生率，但迟发性气胸也较为常见，甚至肺移植数年后也会发生，这和自体肺原发基础疾病的自然发展进程是一致的。对于肺气肿单肺移植受者而言，自体肺过度膨胀是影响其预后的严重并发症之一，可导致肺通气/血流比率失调、纵隔移位，进而影响循环和对侧移植肺功能，而引起肺薄壁损伤的因素均可引起移植肺气胸，如支气管吻合口瘘、感染、排斥反应以及支气管动脉循环缺失导致的缺血等。

2. 临床表现和诊断

可有胸闷、胸痛、呼吸困难和刺激性干咳等症状。胸部 X 线检查是诊断气胸的常规手段。但肺移植术后移植肺气胸首先要排除支气管吻合口瘘，故支气管镜检查亦十分必要。

3. 处理及预防措施

（1）如果突然出现一侧针刺样或刀割样胸痛应立即拨打急救电话。

（2）绝对卧床休息并取半坐卧位或卧位。

（3）病情稳定后给予高蛋白、高热量的半流质饮食并保持大便通畅。

（4）自发性气胸发作的患者常有恐惧心理，家属需密切观察患者的精神状态，做好患者的心理护理，解除其恐惧心理，保持乐观的心态，积极配合治疗。

（六）移植术后代谢并发症

移植术后代谢并发症包括移植后肥胖症、移植后新发糖尿病以及移植后高血压、高脂血症等，这些代谢并发症是移植物功能丧失的危险因素，因此需要进行严密的检测并及时采取有效的护理措施。

1. 移植后肥胖

（1）病因

移植前后接受大剂量激素治疗，移植后食欲的改变以及体力活动减少均有可能引起移植后肥胖。

（2）临床表现和诊断

体重指数（BMI）可以用来衡量是否肥胖，$BMI = 体重（kg）/[身高（m）]^2$，中国人群的判断标准如下：① 正常：$18.5 \leqslant BMI \leqslant 23.9$。② 超重：$24 \leqslant BMI \leqslant 27.9$。③ 肥胖：$BMI \geqslant 30$。

（3）处理及预防措施

① 术后常规监测体重，每天早晨同一时间称体重，最好穿同一件衣服，用同一个体重秤。

② 把握正确的饮食原则，合理进食（具体见本章第二节中的相关内容）。

③ 采用正确的方式，定期进行运动（具体见本章第二节中的相关内容）。

2. 移植后高血压

（1）病因

术后长期应用以他克莫司为基础的免疫抑制方案。

（2）临床表现和诊断

术前无原发性高血压受者，肺移植术后血压持续升高至 140/90 mmHg 以上，可诊断为继发性高血压。

（3）处理及预防措施

① 术后常规监测血压，至少每天一次，血压的正常范围为：收缩压 90～140 mmHg，舒张压 60～90 mmHg（血压测量方法见第七章第一节中的相关内容）。

② 定期监测他克莫司的血药浓度，在医生的指导下，将血药浓度控制在适当范围内。

③ 遵医嘱合理服用降血压药物，不可私自调整药物用量。

3. 移植后高血糖

（1）病因

移植前后因治疗需要使用糖皮质激素，如泼尼松或泼尼松龙等会引起血糖升高。

（2）临床表现和诊断

术前无糖尿病受者肺移植术后空腹血糖≥7.0 mmol/L 和（或）餐后 2 小时血糖≥11.1 mmol /L，可诊断新发糖尿病。肺移植术后新发糖尿病受者若血糖控制不佳，可导致手术切口、吻合口愈合不良。

（3）处理及预防措施

① 加强血糖监测，每日测量空腹和餐后 2 小时血糖（血糖监测方法见第七章第一节中的相关内容，胰岛素注射技术见第七章第四节中的相关内容）。

② 有糖尿病的受者应在术前开始治疗，选择口服降糖药或胰岛素皮下注射治疗。围手术期新发糖尿病受者首选胰岛素皮下注射治疗：餐前使用短效胰岛素，睡前使用长效胰岛素；对于血糖控制不佳的危重受者，可给予胰岛素静脉泵持续治疗，并每 2 小时测量一次血糖；术后随访期间出现新发糖尿病的受者可选择口服降糖药或胰岛素皮下注射治疗；术后 1 年以后，可适当减少泼尼松或泼尼松龙剂量，部分受者血糖可恢复正常，但仍有部分受者糖尿病会持续存在。

（七）胃肠道并发症

肺移植术后患者会出现腹泻、便秘以及胃食管反流症,其中胃食管反流症是最严重的胃肠道并发症。

1. 病因

止痛药的使用会引起便秘;原发病为结缔组织病相关性肺间质纤维化,特别是系统性硬化症继发性肺间质纤维化者,术后易患胃食管反流症;手术造成膈神经损伤等也会引起胃食管反流症。

2. 临床表现和诊断

便秘是指排便频率减少,1 周内排便次数少于 2～3 次,排便困难,大便干结。腹泻指排便次数多于平日习惯的频率,粪质稀薄。胃食管反流症临床表现为胸骨后或剑突下烧灼感、反酸、呕吐和咽部异物感,严重者可出现吞咽困难,主要通过监测食管 pH 来诊断,长时间食管 pH＜4 即可确诊。

3. 处理及预防措施

（1）便秘

① 应多食纤维素高的蔬菜水果。蔬菜中以茭白、菠菜、芹菜、丝瓜、藕、西红柿等含纤维素多;水果中以葡萄、杏、鸭梨、苹果、香蕉等含纤维素多。

② 锻炼身体。如散步、慢跑、勤翻身等,可做腹部按摩:从右下腹开始向上、向左,再向下顺时针方向按摩,每天 2～3 次,每次 10～20 回。

③ 使用泻剂的原则。遵医嘱交替使用各种泻药,并避免使用作用剧烈的泻药。

④ 少用易引起便秘的药物,如可待因、铁剂、钙剂等。

⑤ 如果症状不能缓解,需要及时到正规医院就医。

（2）腹泻

① 服用温性的食物,避免刺激性食物或饮品。推荐食用的食物或饮料:粥、燕麦、草莓、土豆、苹果、香蕉、酸奶等。避免食用的食物或饮料:咖啡、快餐、煎炸食品、培根、薯条、牛奶制品（酸奶除外）、全麦制品、玉米片、糠、燕麦、坚果或干果混合、麦芽、坚果、瓜子类含咖啡因和酒精的饮料或碳酸饮料。

② 少量多餐,增加水分的摄入量,或口服补液盐、大麦茶、米汤、酸牛奶、稀释后的果汁。

③ 注意观察肛周皮肤,保持皮肤的清洁干燥,避免引起皮肤破损。

④ 如果症状不能缓解,需要及时到正规医院就医。

（3）胃食管反流症

① 睡觉时抬高床头,可缓解症状。

② 遵医嘱按时按量服用质子泵抑制剂以及促进胃动力的药物。

③ 必要时行手术治疗。

第六章　角膜移植照护策略

角膜病是当今世界主要致盲的眼病之一。在我国,角膜盲是第二大致盲原因。角膜是重要的屈光介质,角膜病变尤其是位于中央部的病变将严重影响视力。需要移植的角膜病种很多,角膜移植手术是重要的复明及治疗手段。

角膜移植(cornealtransplantation)手术是一种通过健康的透明角膜组织替换患者混浊、变性、感染等病变的角膜,达到治疗角膜疾病、提高患眼视力、恢复解剖结构和改善外观的治疗手段。由于多种因素和多种机制的共同作用,角膜处在一种"免疫赦免"的特殊状态,因此在人体器官移植中,角膜移植成功率最高,是异体移植效果最好的一种手术。然而手术仅仅是角膜移植的一部分,术后的护理和自我保健同样是角膜移植不可忽略的重要内容。角膜移植患者居家生活中仍然有很高的健康照护需求。

第一节　概　　述

一、生理结构

(一)角膜的形态

角膜是透明组织,略前凸,外观是横椭圆形,水平直径为 11.5～12 mm,垂直直径为 10.5～11 mm,角膜中央厚度为 0.50～0.59 mm。

(二)角膜的位置

角膜是眼球壁的一部分,位于眼球的正前方。眼球壁由外向内分为 3 层,角膜位于眼球外壁的最前方,占眼球外壁的前 1/6。

（三）角膜的组织结构和生理

角膜和巩膜一起构成眼球最外层的纤维膜，对眼球有重要的保护作用。角膜从前往后可分为上皮层、前弹力层、基质层、后弹力层和内皮层，上皮层表面还覆盖有一层泪膜。角膜无血管，角膜代谢所需的营养物质主要来源于房水中的葡萄糖和泪膜弥散的氧，周边角膜还接受来自角膜缘血管供应的氧。角膜是机体神经末梢分布密度最高的器官之一，任何深、浅层角膜病变都能导致疼痛和畏光，眼睑运动可使疼痛加剧，所以角膜的炎症大多伴有畏光、流泪、眼睑痉挛等症状。

（四）角膜的功能

角膜最重要的功能是参与屈光和透过光线，角膜是重要的屈光间质，是外界光线进入眼内在视网膜上成像的必经通路。

二、定义

角膜移植手术是用健康的透明角膜组织替换患者混浊、变性、感染等病变的角膜，达到治疗角膜疾病、提高患眼视力、恢复解剖结构和改善外观的治疗目的。

三、移植类型

（一）分类

1. 按手术方式分类

（1）带巩膜环的全角膜移植（眼前段重建）。

（2）部分穿透性角膜移植（PKP）。

（3）全板层角膜移植（全 LKP）。

（4）部分板层角膜移植（部分 LKP）。

（5）角膜内皮移植和其他非常规的异型角膜移植。

2. 按手术目的分类

（1）治疗性角膜移植术：是用角膜移植的方法，切除感染和溃疡的病变角膜，移植上正常的供体角膜，以达到控制角膜感染、治愈角膜溃疡的目的。

（2）光学性角膜移植术：即用新鲜和透明的角膜供体替换混浊、变性、不透明和变形的角膜。临床上的患者常是治疗加光学的角膜移植。

（3）美容性角膜移植术：患者有角膜白斑同时还有视网膜或视神经的病变，已无视功能，角膜移植手术仅仅为改善外观，达到美容的目的。

（二）供体来源

1. 同种异体角膜

角膜移植所用的供体角膜来自于他人捐献，一般 6～60 岁健康者是适合的角膜供体，2007 年我国颁布的《人体器官移植管理条例》明确身后捐献眼角膜的立法问题，但由于宗教信仰、风俗习惯的影响，我国角膜捐献者甚少，角膜供体数量和需求数量之间存在巨大差距。

2. 生物工程角膜（脱细胞角膜基质）

生物工程角膜即脱细胞角膜基质，取材于猪眼角膜，经病毒灭活与脱细胞等工艺制备而成，其主要成分为胶原纤维骨架结构，保留了天然角膜的前弹力层和部分基质层，移植于受体角膜植床以后，由受体的角膜细胞附着、移行、增生到生物角膜基质中去，促进组织再生和修复。其作用机制是在手术切除角膜病灶后，使用生物角膜覆盖于角膜病灶缺损区域，保护角膜创面，引导基质胶原合成及上皮再生，可逐渐被机体细胞所改建，形成与正常角膜相似的结构，恢复角膜的透明性。生物工程角膜是一种新型的角膜供体材料，目前尚未得到临床上广泛的应用，对于其临床价值和意义还值得进一步的研究和深入的探讨，以发现生物工程角膜的价值，从而拓宽角膜植片供体的来源，解决角膜供体稀缺的问题。

四、移植条件

（一）适应证

1. 年龄

眼角膜移植没有年龄限制，患有角膜病，就需要尽快进行角膜移植，以恢复视力。

2. 疾病

（1）圆锥角膜。

（2）各种原因所致的角膜瘢痕、溃疡、穿孔，常见原因为细菌、真菌、病毒或棘阿米巴感染所致的角膜炎、角膜外伤、热灼伤、爆炸伤以及沙眼等所致的角膜瘢痕。

（3）各种角膜病变（主要指各种角膜基质营养不良）。

（4）各种原因所致的角膜内皮功能衰竭。

3. 既往史

对于准备接受手术的受者要求体内无感染病灶、无活动性消化道溃疡，患有严重高血压、心脏病或糖尿病患者等，应在得到内科有效治疗后，再考虑行角膜移植术。

（二）禁忌证

（1）青光眼：如果术前检查确诊患者有青光眼存在，必须经药物、激光或抗青光眼手术有效地控制眼压后，方可进行穿透性角膜移植术。

（2）干眼症：结膜、角膜的实质性干燥会使穿透性角膜移植术后植片上皮愈合困难，进而导致植片混浊。因此，干眼症患者须重建眼表，泪液分泌＞10 mm/5 min后才能进行手术。

（3）眼内活动性炎症：如葡萄膜炎、化脓性眼内炎等不宜手术。

（4）麻痹性角膜炎：该病因角膜营养障碍致角膜混浊，在原发病治愈之前不宜手术。

（5）视网膜和视觉功能障碍：弱视、严重的视网膜病变、视神经萎缩或视路的其他损害以增视为目的的患者不宜手术。如果是出于美容的目的可以考虑行美容性角膜移植术。

（6）附属器化脓性炎症：如慢性泪囊炎，需等化脓性感染治愈后再行穿透性角膜移植术。

（7）获得性免疫缺陷病（AIDS）不能行穿透性角膜移植术。

五、影响因素

（一）供体的缺乏

公民自愿捐献是角膜移植唯一合法的供体来源，近年来，随着人们观念的改变、眼库的宣传以及相关地方法规的出台，各地眼库获得的供体数量也不断增加。但供体来源短缺的问题仍是影响我国眼库发展及可治性角膜盲患者得到有效治疗的根本问题。

（二）眼库的发展

随着医疗技术和设备的发展及角膜保存方法的改进，角膜移植术已逐渐成为眼科医生治疗角膜盲的常规手术，这也进一步促进了眼库的建设和发展。同种异体角膜材料多来源于眼库，近几年，我国的一些城市、医院已经建立了自己的眼库。眼库的中心任务是采集、保存、研究角膜材料及其他眼组织，为角膜移植手术及时、合理地提供角膜材料。近年来，板层角膜移植术、角膜内皮移植术、羊膜移植术、干细胞移植术等眼表疾病治疗方法的发展和临床应用，也给传统的眼库营运模式带来了新的挑战。

第三节 生活方式指导

一、饮食指导

合理、均衡的膳食结构以及健康的生活习惯,结合积极治疗,可以促进角膜移植患者的康复。

(一)饮食原则

低盐、低脂肪、低糖、高维生素、适量优质蛋白、平衡膳食、三餐合理。

(二)食物选择

1. 谷类和薯类

建议谷类和薯类食物每日摄入量为 200~300 g,注意粗细搭配,增加食物纤维供给,如燕麦片、小米、糙米等。

2. 蔬果类

每日摄入新鲜蔬菜 300~500 g,最好深色蔬菜约占一半,水果 200~400 g;种类方面,最好每天蔬菜≥3 种,水果≥2 种。

3. 动物性食品

以优质动物蛋白为主,如鸡蛋、奶制品、鱼、家禽类,适当补充营养,增强机体抵抗力,但不必刻意增加鸡蛋、鱼、鸡、鸭等高蛋白质的摄入。

4. 坚果

富含不饱和脂肪酸,建议每周摄入量 50 g 左右,如开心果、腰果、核桃等。

5. 食用油

植物油,以玉米油、芝麻油、低芥酸菜籽油为宜,建议每日摄入量低于 30 g,避免食用猪油、黄油、奶油。

6. 盐

建议每日摄入量不超过 6 g(计算方法:啤酒瓶盖约容纳 6 g 食盐)。

7. 糖

每天摄入量以不超过 30 g 为宜,选择升糖指数低的复合糖类,尽量避免食用甜点类,如糖果、蛋糕、饮料等。

8. 烟、酒

忌烟、酒,以免引起血管扩张。

(三)饮食注意事项

(1)规律食宿起居,注意保持大便通畅,防止便秘,争取每日排便一次,忌过度用力,以免造成伤口裂开和角膜植片移位。

(2)忌烟、酒,少食辣椒、咖啡、浓茶、海鲜等辛辣刺激性食物,因为辛辣食物可导致血管扩张,使眼部充血,增加机体的应激性,加重术后炎症发生概率,易引起排斥反应。

(3)注意饮食卫生。鲜活食物存放时间不宜过长,不食变质及被污染的食品。

(4)注意营养合理调配,饮食多样化。

二、运动指导

角膜移植术后,角膜植片完全依靠缝线固定在眼球上,移植角膜的抗张力和正常角膜不一样。由于角膜无血管的解剖学特点,角膜愈合时间较一般组织延缓,角膜移植术后,角膜植片神经修复缓慢,角膜大约在一年内才能完全恢复知觉,所以术后容易受伤,一年内要注意眼部的保护。患者术后应避免中高强度运动,如游泳、跑步、跳跃、打篮球、踢足球、拳击等,可以适当进行轻微强度运动,缓解不良情绪,改善生活质量。

(一)运动方式

对于角膜移植患者,凡是能增加能量消耗的体力活动都叫运动锻炼,如步行、散步、做家务等。患者术后应根据自己的情况和医生的建议进行锻炼,避免头部剧烈运动,减少眼球运动,一年内避免重体力劳动和剧烈运动。

1. 低强度运动

低强度运动可改善患者血液循环及神经体液调节功能,利于缓解负面情绪,如打太极拳、散步等有氧运动。

2. 伸展型运动

伸展运动可提高骨骼和肌肉的柔韧性,减少拉伤或骨折的发生,如练瑜伽、做广播体操等。

(二)运动强度

角膜移植患者可进行每周4～5次或以上的低强度运动锻炼,每天坚持运动一次,每次30～60分钟。

（三）运动注意事项

（1）医护人员给予运动指导,增加患者的健康教育知识。

（2）根据患者个体情况,制订可行的锻炼计划。

（3）饭后一个半小时再运动,运动之后不要立即卧床。

（4）避免剧烈运动,如球类运动,拳击、滑冰、游泳、摔跤等。

（5）出现呼吸困难、头晕眼花、非常疲劳等不适时,停止锻炼,咨询医生。

（6）一般不宜从事重体力活动,不提重物。

三、心理指导

随着现代医学技术的发展,角膜移植手术成功率有了很大的提高,但由于角膜移植是创伤性治疗,行角膜移植手术的患者,普遍存有对手术的顾虑、担忧以及对手术期望值较高等情况,心理活动比较复杂。患者要认识到不良的心理因素对疾病的恢复会造成消极影响,需要调整好心理状态,接受及配合治疗。

（一）常见心理问题

1. 兴奋感

角膜病变的患者病程长、病情反复,患者通常将角膜移植手术视为"救命稻草",对移植手术充满希望。

2. 恐惧感

患者对手术意外、术中及术后并发症等,有种恐惧心理,既对手术抱有希望,又担心手术是否成功和后期视力恢复情况。

3. 焦虑感

角膜移植患者手术后急于知道手术效果,会产生一定的焦虑情绪。

4. 愧疚感

患者由于生活需要他人帮助与照料,会有担心拖累家人的愧疚心理,容易出现敏感多疑情绪。

5. 悲观与失望

异体角膜移植术后可能会出现排斥反应,患者由于病情反复、久治不愈,视力难以恢复,治疗的信心动摇,治疗的热情降低,会逐渐出现悲观失望的心理。

（二）应对技巧

1. 将健康知识变为健康行为

（1）提高对疾病、手术、康复、自我管理知识的认识。

（2）合理饮食，规律运动锻炼，适当参加各种社交活动。

（3）提高遵医行为，按时服药，定期复查。

（4）调整心态，建立健康生活方式。

（5）加强自身健康管理能力。

2. 掌握情绪的自我调节方法

（1）多读书，开阔眼界，学习处理问题的方法。

（2）情绪波动时，试着深呼吸，让自己平静。

（3）通过饮食调节情绪：富含色氨酸的食物，如鱼肉、鸡肉、蛋类、香蕉等。其中香蕉含有较多的维生素 B_6、PP、烟酸以及微量元素钾、镁等。这些物质有助于稳定情绪，镇静催眠，在睡眠中使大脑快速合成 5-羟色胺，醒后使人紧张焦虑等症状消失。

（4）情绪低落时，换件衣服穿。

（5）尽量居住在阳光充足、色彩明亮协调的房间。

（6）尽量将自己的情感表达出来，诉说自己的痛苦和困惑，与医务人员、家人进行充分的沟通。

（7）学会自我放松、自我调节，听舒缓的音乐、广播等。

（8）培养兴趣爱好，让患者找到自身的价值，转移对病情的过度关注。

3. 获取社会支持

（1）家属应与患者多交流、沟通，充分了解患者焦虑、抑郁的根本原因。

（2）寻求更多的社会、家庭支持，减轻经济负担。

（3）积极寻求医护人员的帮助。

（4）各种方法无法控制或缓解焦虑、抑郁时，应请求医生的帮助，进行心理治疗。

（5）必要时，可小剂量服用抗抑郁药。

四、日常生活指导

（一）生活环境

（1）保持房间整洁，采光良好，避免潮湿，建议每日至少通风 2 次，每次 30 分钟。

（2）注意房间环境清洁卫生，经常用 84 消毒液擦拭房间物品表面。

（二）身体卫生

维持个人良好的身体卫生有助于降低感染的风险。

1. 注意眼部卫生

洗脸毛巾专用,定期消毒,1 周内不宜低头洗发,1 个月内不要淋浴,禁止游泳,以免脏水入眼引起感染,保持眼部清洁,保护角膜移植片。

2. 注意手卫生

饭前、便后可采用七步洗手法洗手,注意手卫生,不要揉眼。不可用力眨眼,以免增加眼球压力。

3. 注意口腔卫生

选择使用柔软的牙刷,避免损伤牙龈。饭后立即刷牙,若有义齿,饭后应彻底清洗。

4. 皮肤护理

使用皮质类固醇药物时,面部、胸部、肩部或者背部都可能出现痤疮,建议出现痤疮时每天可用温和的抗菌肥皂局部清洗 3 次,并且确保将肥皂彻底冲洗干净。但出现严重或者感染的痤疮时应立即就医。若皮肤出现干燥时,沐浴时使用温和的肥皂,并且在沐浴后使用润肤乳液。

5. 其他

尽量不去公共场所,避免和传染性疾病的患者接触,防止感染。

(三) 日 常 生 活

1. 工作时机

角膜移植患者术后多休息,需全休 3 个月。

2. 工作类型

需根据自身恢复情况,进行轻体力劳动,避免重体力劳动。

3. 注意事项

(1) 多闭目休息,减少瞬目动作。

(2) 不要戴隐形眼镜,睡觉及外出可佩戴防护眼镜,避免术眼擦伤或意外碰撞。

(3) 角膜移植术后可以正常用眼,但要注意用眼时间,不可太疲劳,为减少眼部刺激,患者应尽量减少阅读书籍和使用电子产品的时间,阅读时间不宜超过 1 小时。

(4) 避免日晒或热敷,避免风沙及强光刺激。

(5) 尽量避免低头弯腰,打喷嚏、咳嗽等使眼压增高的动作,以防角膜伤口裂开或缝线出血。

(6) 做好病情的自我观察,眼睛若出现疼痛、异物感、畏光、红肿、分泌物增多或者视力突然下降应及时就诊。

(7) 养成良好的作息习惯,应制订良好的作息时间,避免长时间熬夜,保证每天 7 小时的睡眠时间。

（8）按时定期复查。术后随访时间为术后 1 天、1 周，前 3 个月为每月 1 次或 2 次，1 年内逐步过渡到 1～2 个月 1 次。待角膜缝线拆除后，每 3 个月复查一次。出现不适如眼红、肿痛、流泪等，随诊。

第三节　用 药 指 导

角膜移植是眼科比较复杂的手术，围手术期及术后长期用药的规范性和准确性可直接影响到手术的成败及角膜植片的长期存活。药物应用是术后防治并发症、维持治疗的重要部分，需要患者及家属详细了解药物的目的及相关的注意事项，做到持续正规用药并及时发现用药不良反应。

一、非感染性（常规）角膜移植手术抗菌药物的应用

（一）非感染性（常规）角膜移植手术术前

1. 应用目的

清除结膜囊细菌。术前眼部常规使用广谱抗菌药物 3 天，每天 4 次。

2. 常用药物

左氧氟沙星滴眼液。

3. 注意事项

由于角膜移植手术的特殊性，导致很多患者在手术前没有足够的局部用药时间，手术前患者应遵医嘱频繁点眼，达到与常规用药相同的效果。同时患者还应注意睑缘部的卫生和清洁，减少手术后感染的机会。

（二）非感染性（常规）角膜移植手术术后

1. 应用目的

由于角膜切口大，角膜上皮未愈合，需常规使用广谱抗菌眼液预防感染。

2. 常用药物

左氧氟沙星滴眼液。

3. 注意事项

应用时间通常为 2～4 周，尽量选择无防腐剂或低毒性防腐剂药物。

二、感染性角膜移植手术围手术期用药

(一)病毒感染

1. 常用药物

角膜移植术后常用的抗病毒药物有阿昔洛韦眼液、更昔洛韦眼用凝胶、阿昔洛韦片、更昔洛韦胶囊等。

2. 作用

直接抑制 DNA 聚合酶和反转录酶,抑制病毒的复制和活性。

3. 不良反应

服用更昔洛韦后可能会出现腹痛、恶心、腹胀、肺炎、感觉异常、皮疹以及白细胞降低等不良反应。

4. 注意事项

(1)稳定期角膜白斑行穿透性角膜移植术,术后抗病毒药物使用1~3个月。

(2)活动期感染伴有病毒性葡萄膜炎时,术前全身和局部使用抗病毒药物≥1周,术后继续使用抗病毒药物3个月以上。

(3)全身使用抗病毒药物期间,应根据药物的种类,遵医嘱每月行血常规、肝、肾功能等检查,监测可能出现的副作用,配合医生调整治疗方案。

(4)不建议妊娠期使用。

(二)细菌感染

1. 常用药物

局部常用药物为左氧氟沙星滴眼液。

2. 作用

抑制细菌 DNA 旋转酶活性,从而抑制细菌 DNA 的复制,达到抗菌作用。

3. 不良反应

局部用药对全身的影响微乎其微,可能会出现过敏、眼睑水肿、眼睛干燥及瘙痒、眼痛等不适。

4. 注意事项

(1)根据药物敏感试验结果选择全身和局部使用抗菌药物的种类。若无药物敏感试验结果,应选择广谱抗菌药物。

(2)术后应继续全身和局部使用敏感抗菌药物2周以上。

（三）真菌感染

1．常用药物

由于抗真菌药物的种类有限,在获得真菌菌种鉴定结果前首选5%那他霉素滴眼液或0.1%～0.2%两性霉素B溶液,怀疑酵母菌感染者联合0.5%氟康唑滴眼液点眼。

2．作用

主要通过影响真菌细胞壁、细胞膜或核酸的功能等发挥作用。

3．不良反应

可能会出现过敏、眼睑水肿、眼睛干燥及瘙痒、眼痛等不适。

4．注意事项

（1）病情好转后适当减少用药频率。

（2）获得药物敏感试验结果后,一般选择有协同作用的2种药物联合使用。

（3）严重真菌感染者(合并内皮斑、前房积脓、可疑眼内炎)在局部用药的同时,联合口服或静脉滴注抗真菌药物治疗,局部可联合使用非甾体抗炎药。

（4）感染期全身使用抗真菌药物时需注意定期复查肝肾功能。

（5）局部和全身禁用糖皮质激素,以免真菌感染扩散。

（四）棘阿米巴感染

1．常用药物

常用药物为0.02%～0.04%双氯苯双胍己烷溶液和0.02%聚六亚甲基双胍盐酸盐溶液,辅以氟康唑滴眼液滴眼。甲硝唑注射液全身静脉滴注及局部滴眼也有抗阿米巴感染的作用。

2．作用

通过络合棘阿米巴细胞内ATP、核酸等的磷分子从而阻断DNA功能,吸附细胞膜磷分子致使胞质漏出,改变包囊壁的渗透性,从而对棘阿米巴滋养体和包囊有杀伤作用。

3．不良反应

长期应用对角膜组织可产生药物毒性反应。

4．注意事项

（1）对棘阿米巴角膜炎的治疗,强调早期、足量、持续及长期用药。

（2）有混合感染应联合相应的抗菌药物治疗。

（3）感染期局部和全身禁用糖皮质激素。

（4）棘阿米巴感染复发通常在1个月之内。因此术后局部使用抗阿米巴药物治疗,4～6次/天,疗程＞1个月。

三、糖皮质激素的应用

1. 常用药物

常用药物为地塞米松眼膏、0.1%氟米龙滴眼液、1%醋酸泼尼松龙等。

2. 作用

糖皮质激素是角膜移植手术后最常用的药物,既可以控制手术引起的眼部炎性反应,又可以防治角膜移植引起的免疫排斥反应。

3. 不良反应

(1)加重病毒性、细菌性、真菌性和阿米巴原虫眼部感染的病情,导致角膜溃疡。

(2)易感个体可能会继发糖皮质激素性青光眼。

(3)长期使用糖皮质激素可能继发糖皮质激素性白内障。

(4)引起角膜和巩膜变薄。

4. 注意事项

(1)常规角膜移植手术后1~3天全身使用糖皮质激素。高危角膜移植手术患者,根据病情延长用药时间或加大用药剂量。

(2)长期应用低浓度糖皮质激素,对角膜移植片透明性的维持有益,因此角膜移植手术后需长期使用糖皮质激素。

(3)如果有严重的细菌感染,角膜移植手术后慎用糖皮质激素。

(4)真菌和棘阿米巴角膜炎的患者,角膜移植术后2周内禁用糖皮质激素,2周后若原发病未出现复发,可以局部试探性使用糖皮质激素,使用初期密切观察随访原发病的复发情况。

(5)由于激素长期应用有升高眼压的风险,因此在糖皮质激素使用期间需每月监测眼压变化。

四、免疫抑制剂的应用

1. 常用药物

角膜移植术后常用的免疫抑制剂为环孢素 A 和他克莫司。

2. 作用

免疫抑制剂是对机体的免疫反应具有抑制作用的药物,能抑制与免疫反应有关细胞(T 细胞和 B 细胞等巨噬细胞)的增殖和功能,降低抗体免疫反应,在肝、肾等器官移植、造血干细胞移植中有着非常广泛和重要的意义。

3．不良反应

常见有骨髓抑制、肝功能异常、肾功能不全等。

4．注意事项

（1）眼部使用的免疫抑制剂通常在术后 1 周用药。

（2）对于高危角膜移植手术，局部使用 1% 环孢素 A 滴眼液的效果并不理想，可以选择环孢素 A 全身给药，给药时间为 3～6 个月。根据患者体重计算用药量，并维持血液中有效的药物浓度。

（3）他克莫司是一种新型强效免疫抑制剂，可用于高危角膜移植手术免疫排斥反应的预防和治疗，联合糖皮质激素应用。

（4）患者需注意定期复查肝肾功能和血压，尤其是高龄患者。

五、降眼压药物及其他药物的应用

1．降眼压药物

术前、术后根据病情对某些患者给予预防性抗青光眼用药，如联合白内障摘除及 IOL 植入手术、玻璃体切割术、虹膜粘连分离术患者，术前存在眼内炎、有高眼压病史等患者，术后可以局部或全身使用降眼压药物。常用药物为 20% 甘露醇。

2．散瞳或缩瞳药物

若为单纯角膜移植手术，术前 1 小时缩小瞳孔，常用药物为毛果云香碱。若为联合晶状体和玻璃体视网膜手术，术前散大瞳孔，常用药物为托吡卡胺。化脓性角膜炎患者角膜移植术前或术后有明显炎性反应的患者应散大瞳孔，常用药物为托吡卡胺滴眼液或阿托品眼膏。

六、非甾体类药物的应用

角膜移植手术后 1 周内使用非甾体类药物，有抗炎、止痛的作用。常用药物有普拉洛芬。

七、人工泪液的应用

角膜移植手术后早期，应用人工泪液对促进角膜上皮的修复非常重要。一般术后早期应尽量选择无防腐剂、黏稠度高的人工泪液，以减少对角膜上皮的影响。患者应根据术后角膜上皮的修复情况和泪膜破裂时间的恢复情况，遵医嘱使用人工泪液。

第四节　症状管理

一、排斥反应

（一）概念

角膜移植术后发生免疫排斥反应是角膜移植手术失败的主要原因，由于角膜移植属异体移植，移植的角膜具有抗原性，可引起移植受体内抗原抗体反应，易发生排斥反应，一般发生在手术2周以后，易发生于术后4~18个月内，发现轻、中度角膜移植排斥反应后应立即使用免疫抑制剂治疗，角膜移植片多能恢复透明，拖延治疗或严重的排斥反应则多以移植片混浊告终。

（二）临床表现

主要表现为角膜移植术后术眼突然充血、刺激不适、视力下降、分泌物增多、移植片混浊、体温升高等。

（三）预防措施

（1）按时门诊复查。
（2）按时使用抗排斥药物。
（3）保持情绪稳定，减轻压力。
（4）规律生活作息，切忌过度劳累。

二、继发性青光眼

（一）临床表现

角膜移植术后的患者需长期使用含皮质类固醇的滴眼液，会引起术眼眼压增高。主要表现为头痛、眼部胀痛、恶心、呕吐等症状。

（二）预防措施

（1）遵医嘱使用药物，不可随意增减药物。

(2) 患者要注意有无眼压增高的表现。

(3) 按时门诊复查,如有眼部胀痛不适等要及时就诊。

三、角膜新生血管

(一) 临床表现

角膜的新生血管是角膜移植术后,角膜正常的修复过程中出现的,但大范围、数量多的角膜新生血管是移植排斥和失败的重要危险因素。主要表现为术眼畏光、流泪、红、肿、异物感等症状。

(二) 预防措施

(1) 患者应注意加强眼部观察,做到早发现、早治疗。

(2) 建立健康生活方式,注意饮食合理搭配。

(3) 按时门诊复查,如有眼部流泪、异物感等不适要及时就诊。

四、角膜原发病的复发

(一) 临床表现

病毒感染或真菌感染的角膜溃疡病变的患者,行角膜移植术后,由于长期局部使用激素类眼药水,易激活残存的病原体致病毒或真菌感染,导致角膜溃疡的复发。主要表现为眼部红肿、疼痛等症状。

(二) 预防措施

(1) 患者应遵医嘱按时按量用药,不可私自停药或减少用药次数。

(2) 加强眼部的自我观察。

(3) 按时门诊复查,如有眼部疼痛、红肿等不适及时就诊。

五、缝线感染

(一) 临床表现

为了保证角膜植片的安全愈合,减少术后散光,角膜移植术后拆线时间大多在术后 6 个月至 1 年。缝线感染的最初表现为眼磨、分泌物增多、红肿、视力下降。

（二）预防措施

（1）患者应加强眼部卫生，做好手卫生，勿揉眼。

（2）使用眼药水时，动作轻柔，避免瓶口触及睫毛、眼睑、眼球及角膜，造成污染。

（3）注意保护隔离，眼药水专人专用，避免交叉感染。

（4）加强眼部观察，如有红肿、分泌物增多等不适及时就诊。

第五节　常用护理技术

一、滴眼药水技术

1. 操作程序

（1）操作者洗手、修剪指甲。

（2）核对眼药水标签、功能及有效期。

（3）患者取坐位或平卧位，头稍后仰。

（4）观察患者眼部情况，有无充血、分泌物增多、红肿等症状。

（5）用消毒棉签擦净眼部分泌物，用手指轻拉下眼睑。

（6）将药液滴入下眼睑穹隆部，一般一次1～2滴。

（7）轻提上眼睑，使药液充分弥散。

（8）滴药后轻轻闭合眼睑3～5分钟，滴眼药水的正确姿势和步骤如图6-1、图6-2所示。

2. 注意事项

（1）滴眼药水前，核对眼药水标签，避免出现用错药物的情况。如发现药液有变色、沉淀等现象，即弃掉勿用。

（2）滴眼药水时，瓶口与眼睑距离1～1.5 cm以上，避免瓶口触及睫毛、眼睑、眼球及角膜，造成污染。

（3）滴眼药水动作轻柔，药液应滴至下眼睑穹隆部，勿直接滴至角膜上。

（4）滴眼药水后轻轻闭目3～5分钟，使眼药水充分接触眼球，促进药物的吸收，提高药效。

（5）眼内溢出的眼药水应立即擦去，以免流入耳内、口内。

（6）使用眼药水的顺序依次为：水溶性→悬浊性→油性。先滴刺激性弱的药

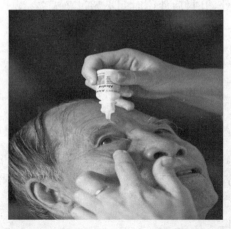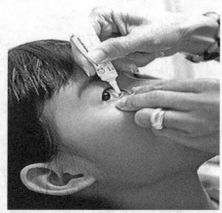

图 6-1 滴眼药水的正确姿势

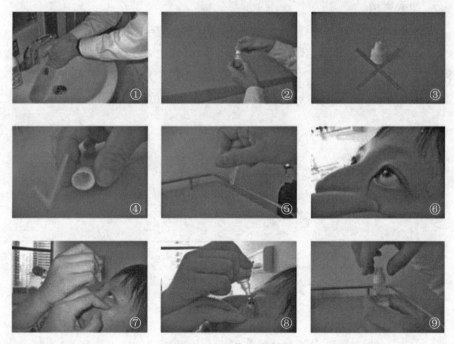

图 6-2 滴眼药水的步骤

物,再滴刺激性强的药物,先滴眼药水,后涂眼药膏。同时滴用多种眼药水,每种眼药水之间需间隔 5 分钟以上。

(7) 某些药物,如散瞳药阿托品凝胶、缩瞳药毛果芸香碱等,滴眼后需压迫泪囊 3～5 分钟,减少药液经泪道进入鼻黏膜被吸收引起中毒反应。

(8) 有些眼药水是混悬液,使用前应摇晃均匀。

(9) 若双眼用药,先滴健眼,后滴患眼。

（10）眼药水要注意保存在阴凉避光处，开封后使用时间不超过 7 天。

二、涂眼药膏技术

1. 操作程序

（1）操作者洗手、修剪指甲。

（2）核对眼药膏标签及有效期。

（3）患者取坐位或平卧位，头稍后仰。

（4）观察患者眼部情况，有无充血、分泌物增多、红肿等症状。

（5）用消毒棉签擦净眼部分泌物，用手指轻拉下眼睑。

（6）将眼药膏直接挤入下眼睑穹隆部。

（7）涂药膏后轻轻闭合眼睑 3～5 分钟。

2. 注意事项

（1）涂眼药膏前，核对眼药膏标签，避免出现涂错药物的情况。

（2）挤眼药膏时，瓶口与眼睑距离 1～1.5 cm 以上，避免触及眼睑和睫毛，造成污染。

（3）涂散瞳药膏和缩瞳药膏后要压迫泪囊 3～5 分钟。

第七章 器官移植居家常见护理技术

第一节 自我病情监测

一、体温监测

（一）正常范围

人体正常体温范围:腋温 36.0～37.0 ℃;口温 36.3～37.2 ℃;肛温 36.5～37.7 ℃。器官移植受者居家自我监测体温可采用腋温。

（二）测量方法

（1）检查水银体温计是否甩到 35 ℃以下,甩水银体温计时用腕部力量;防撞碎,防爆裂。

（2）纱布擦干腋下。

（3）体温计水银端放于腋窝深处,紧贴皮肤;嘱屈臂过胸,夹紧体温计。

（4）5～10 分钟后取出,观察体温计数字时,应一手握住体温计的尾部缓慢转动,取水平线位置观察水银柱所示温度刻度。

（三）注意事项

（1）在测量体温前 30 分钟避免下列相应的活动:进食、喝水、热敷、洗澡、灌肠及剧烈运动。

（2）水银体温计需每次用后保持清洁。

（3）每天同一时间测量体温,当体温>38 ℃时,及时联系专业的医护人员。不可随意服用退烧药如阿司匹林或泰诺。

二、脉搏监测

（一）正常范围

脉搏即动脉搏动,正常人的脉搏和心跳是一致的。正常成人脉搏为每分钟 60～100 次,老年人较慢,一般每分钟为 55～60 次。正常人脉搏强弱均等,脉率规则,不会出现强弱交替或脉搏间隔时间长短不一的现象。

（二）测量部位

可选择桡动脉、肱动脉、颈动脉、足背动脉、颞浅动脉,最常用的测量部位是桡动脉和肱动脉,桡动脉位于腕部手掌侧面拇指端(骨头结节隆起处,紧挨隆起的手掌面),肱动脉位于肘上肱二头肌的内侧,也是测量血压时听诊器放置的位置。

（三）测量方法

将自己一个手的食指、中指和无名指放到另一手的桡动脉或肱动脉处,压力大小以能摸清动脉搏动为限,一般以计数半分钟的数值乘以 2 即可。搏动次数大于100 次,且超过 24 小时有明显不适者,请到医院就诊或与医生联系;另外,注意脉搏搏动次数要与平时的基础脉搏相比较。

三、呼吸监测

（一）正常范围

正常成人呼吸次数为 16～22 次/分。

（二）测量方法

(1) 测量者(家属)观察胸部或腹部的起伏,一呼一吸为一次,而且数呼吸次数时不要告知患者。

(2) 观察:呼吸频率、深度、节律、音响、形态及有无呼吸困难。

(3) 计数:一般情况测量 30 秒,乘以 2;异常者测量 1 分钟。

四、血氧饱和度监测

（一）正常范围

指夹式脉搏氧饱和度监测仪是一种非常有效的血氧水平的无创性连续监测血氧饱和度的方法。可反应机体组织是否缺氧及缺氧程度，对发现低氧血症有重要意义，它的正常值是 95%～100%。

（二）测量方法

（1）针对仪器选择合适的电池，并打开开关。

（2）选择并清洁功能完好、指甲完整、未涂甲油的手指或足趾。

（3）将仪器正确夹在手指或足趾处，使其光源透过局部组织，保证接触良好。

（4）直接读取显示的心率和血氧饱和度数值，并准确记录数值，血氧饱和度测量如图 7-1 所示。

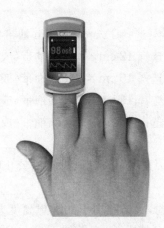

图 7-1　血氧饱和度测量

（三）注意事项

（1）下列情况可以影响监测结果：体温过低、贫血、周围环境光照太强、电磁干扰、灰指甲、指端有污垢、甲床厚及涂抹指（趾）甲油也会影响监测结果的准确性。

（2）发热寒战时要注意保暖，寒战结束后再重复监测。

（3）观察局部皮肤及指（趾）甲情况，若连续监测，每 15～20 分钟更换一次位置。

（4）若显示的数据波动较大，应及时更换新的仪器监测，并及时检修，确保仪器功能的完好性。

（5）仪器显示的 SpO$_2$ 为血氧饱和度，P 为脉搏。

五、血压监测

（一）正常范围

血压的正常范围为：收缩压 90～140 mmHg，舒张压 60～90 mmHg。

（二）测量方法

1. 血压计的选择

推荐使用经认证的上臂式电子血压计；允许使用传统的台式水银血压计。不推荐手腕式和手指式的，血压计每年至少校准一次。

2. 袖带的选择

袖带型号要合适。袖带过窄或缠得过松，测得的血压会偏高；袖带过宽或缠得过紧，测得的血压会偏低。

（1）一般瘦型成人或少年：选择 12 cm×18 cm 袖带（超小号）。

（2）上臂围 22～26 cm：选择 12 cm×22 cm 袖带（成人小号）。

（3）上臂围 27～31 cm：选择 16 cm×30 cm 袖带（成人中号）。

（4）上臂围 35～44 cm：选择 16 cm×36 cm 袖带（成人大号）。

（5）长臂围 45～52 cm：选择 16 cm×42 cm 袖带（成人超大号）。

3. 家庭测血压流程

（1）去除可能有影响的因素（测量前 30 分钟内禁止吸烟、饮咖啡或茶等，排空膀胱），安静休息至少 5 分钟。

（2）选择高度合适的桌椅，桌子和椅子的理想高度差是 25～30 cm，测血压时患者取坐位，身体挺直，双脚自然平放，上臂置于桌上，测血压时保持安静，不说话（图 7-2）。

（3）用手触摸肘窝，找到肱动脉搏动处，将袖带的胶皮袋中心置于肱动脉上；绑好袖带，袖带必须与心脏（乳头水平）保持同一水平；袖带下缘应在肘窝上 2.5 cm（约两横指），松紧合适，以插入 1～2 指为宜。

（4）电子血压计可直接读取记录，所显示的为收缩压和舒张压数值。

4. 血压测量频率

（1）初诊或血压未达标及血压不稳定患者，每日早晚各测 1 次，每次测量 3 遍，连续测量 7 天，取后 6 天血压的平均值作为治疗决策的参考。

（2）血压达标且稳定的患者则每周自测 1～2 天，早晚各 1 次。

（3）血压长期控制不理想者或评估降压药治疗效果的，可增加测量次数，每天2次或每周数天。

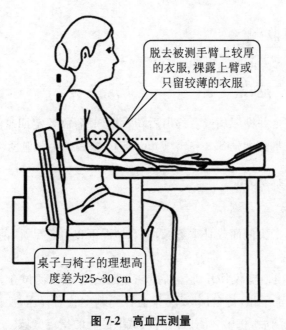

图 7-2　高血压测量

5．培养良好的家庭自测血压的习惯

（1）固定时间

建议每日早、中、晚测量3次血压，选择固定时间自测坐位血压，早晨测量血压一般在起床后、服降压药和早餐前、排尿后。

（2）固定体位

每次选择同一体位测量血压。

（3）固定血压计

上臂式电子血压计操作简单，使用方便，准确性好，故目前推荐广泛使用。

（三）注意事项

（1）建议初次测量两侧上臂血压（肱动脉处），以血压高的一侧作为血压测量的上肢。

（2）当两臂血压（收缩压）差值＞20 mmHg 时，建议进行四肢血压测量。

（3）运动前后、饭后1小时、饮酒或咖啡前后、洗澡前后、吸烟后避免测量血压。

（4）某些心律失常，如房颤、频发早搏的患者，不推荐使用电子血压计。

（5）不过分关注血压：血压有昼夜节律的变化，且受气候、环境、活动、情绪变化的影响，不同时间段测量的血压值有所不同。对血压过分关注、频繁测血压、精神紧张,不利于血压控制。

(6)测量血压的同时,应测量脉率。

六、血糖监测

(一)正常范围

如果移植前合并糖尿病或者移植后新发糖尿病,需要定期监测血糖,通常情况下空腹血糖的正常范围是 $3.9 \sim 6.1 \, mmol/L$,餐后 2 小时血糖 $<11.1 \, mmol/L$。

(二)测量方法

1. 测量部位

常用部位有指尖侧面或耳垂下缘,特殊情况下也可于足趾、前臂处采血。

2. 测量方法

(1)首先取出血糖仪并开机,然后取 1 条试纸条插入测试孔。

(2)酒精消毒手指,待自然晾干,采血针穿刺皮肤后轻压,使血液自然流出,用棉签轻拭去第 1 滴后,将第 2 滴血液滴入试纸区上的指定区域。

(3)穿刺皮肤后勿过度用力挤压,以免组织液混入血样导致结果产生偏差,血滴要覆盖测试区,等待血糖仪显示结果,记录血糖值。

便携式血糖仪的操作步骤如图 7-3 所示。

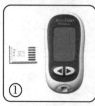
①
关机状态下安装或更换密码牌

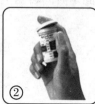
②
取出试纸,并迅速将瓶盖盖严

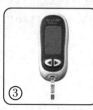
③
插入试纸

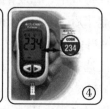
④
血糖仪自动开机,屏幕显示密码号,并开始系统检查,这时请核对密码号

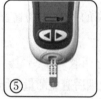
⑤
屏幕出现血滴符号

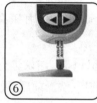
⑥
添加血样标本

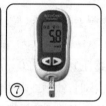
⑦
5秒后得出结果

图 7-3　血糖仪的操作步骤

（三）注意事项

（1）血糖高不一定是糖尿病，由于空腹血糖决定着全天血糖水平，控制糖尿病千万要注重空腹血糖的变化。

（2）采血部位不同，血糖值也不相同，一般来说：动脉血＞动脉毛细血管血＞静脉毛细血管血＞静脉血，有研究发现耳垂部位的血糖值高于手指、前臂及足趾部位，手指与足趾之间的血糖值无明显差异。

（3）测血浆血糖（静脉血糖），抽血前一天正常饮食和使用降糖药，勿饮浓茶、咖啡和酒，禁食、禁水8小时以上，晨起空腹采血，餐后2小时血糖是以进食第一口饭开始计时，具体到分钟。

（4）测全血血糖（末梢血糖），选择手指侧面，垂直进针，此处毛细血管丰富，血量充足，神经末梢分布少，疼痛较轻，如果血量不足，不要挤压指尖，应从指根处向指尖方向挤压。

七、体重监测

器官移植术后体重的测量也尤为重要，应早晨起床排泄完大小便，空腹称体重，对于体重秤需要固定同一个，不要经常更换，每日测量时间相对固定，体重指数应控制在 BMI<25 kg/m²，若增减较明显应联系医生，查找原因，对症处理。

表 7-1 BMI 分类及其标准

BMI 分类	WHO 标准	亚洲标准	中国参考标准	相关疾病发病的危险性
偏瘦	<18.5	<18.5	<18.5	低（但其他疾病危险性增加）
正常	18.5~24.9	18.5~22.9	18.5~23.9	平均水平
超重	≥25.0	≥23.0	≥24.0	
偏胖	25.0~29.9	23.0~24.9	24.0~26.9	增加
肥胖	30.0~34.9	25.0~29.9	27.0~29.9	中度增加
重度肥胖	35.0~39.9	≥30.0	≥30.0	严重增加
极重度肥胖	≥40.0			非常严重增加

注：BMI 是国际上常用的衡量人体肥胖程度和是否健康的重要标准，BMI＝体重÷身高的平方（国际单位 kg/m²），主要用于统计分析。肥胖程度的判断不能采用体重的绝对值，它天然与身高有关。因此，BMI 通过人体体重和身高两个数值获得相对客观的参数，并用这个参数所处范围衡量身体质量。

八、24 小时尿量监测

（一）正常范围

尿量是反应肾脏功能的重要指标之一，肾移植术后常需要记录 24 小时尿量。正常情况下 24 小时的尿量为 1000~2000 mL，平均 1500 mL 左右。

（二）测量方法

（1）于早晨 7 点排空膀胱后开始留取尿液，至次日早晨 7 点留取最后一次尿液。

（2）观察并读取尿液总量的数值，准确记录。

（三）注意事项

（1）留取尿液的应是带盖容器，防止气味污染。

（2）测量总量时选取专业的量筒，刻度清晰，确保测量数据的准确性。

（3）测量期间正常饮食，防止因刻意追求尿液总量而多饮水，造成数据误差。

第二节　呼吸道管理技术

一、呼吸道清理

（一）胸背部叩拍

1. 时机

餐前 30 分钟和餐后 2 小时。

2. 体位

患者取侧卧或坐位。

3. 方法

手似杯状，掌指关节屈曲 120°，指腹与大小鱼肌着落时利用腕关节的力量，有节律地叩击，与呼吸过程无关（图 7-4）。

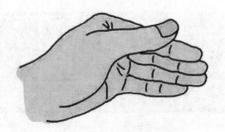

图 7-4　胸背部扣拍示意图

4. 频率

每个部位 1～3 分钟,每分钟 120～130 次。

5. 原则

从下至上,从外向内。从背部第十肋间隙、胸部第六肋间隙开始,避开乳房、脊柱、肋骨上下等部位。

(二) 有效咳嗽

1. 体位

嘱患者取坐位或半坐卧位,尽可能地坐直,屈膝,将身体稍稍前倾。

2. 方法

进行 5～6 次深而慢的呼气、吸气,至膈肌完全下降,屏气 3～5 秒,前倾,可按压胸骨下方,然后再用力地从肺部深处呼气;张口连续咳嗽 2～3 声,短促有力;休息和正常呼吸几分钟后再重新开始。

二、雾化吸入

(一) 雾化器

1. 代表药物

特布他林(博利康尼)、异丙托溴铵(爱全乐)、布地奈德(普米克令舒)。

2. 常用雾化器

空气压缩式雾化器、一次性雾化器 、超声雾化器。

3. 使用方法

雾化器的使用方法见图 7-5。

4. 药物储存

异丙托溴铵雾化液宜在 30 ℃以下环境中避光保存。博利康尼雾化液可在贮液器中稳定 24 小时。布地奈德雾化液在 8～30 ℃环境中保存,不可冷藏。

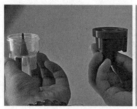
(a) 拧开雾化杯

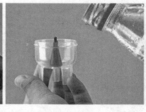
(b) 倒入药液1~6 mL
(不可超过水位)

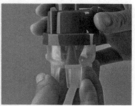
(c) 盖上杯盖并拧紧

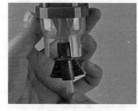
(d) 用力将导管与雾化
杯连接

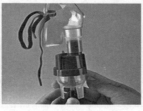
(e) 将雾化面罩与雾化
杯连接

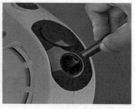
(f) 另一端连接雾化器
出气口

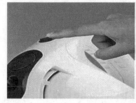
(g) 通电后按下仪器开关键

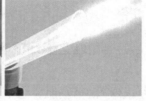
(h) 咬嘴雾化效果

图 7-5　雾化器的使用方法

（二）压力定量气雾剂

1. 代表药物

沙丁胺醇气雾剂、异丙托溴铵气雾剂。

2. 使用方法

（1）移去套口的盖,使用前轻摇贮药罐并使之混匀。

（2）头略后仰并缓慢地呼气,尽可能呼出肺内空气。

（3）将吸入器吸口紧紧含在口中,并屏住呼吸,以食指和拇指紧按吸入器,使药物释出,并同时做与喷药同步的缓慢深吸气,最好大于 5 秒(有的装置设有笛声,没有听到笛声则表示未将药物吸入)。

（4）尽量屏住呼吸 5~10 秒,使药物充分分布到下气道,为了达到良好的治疗效果,需要将盖子套回喷口上。

（5）用清水漱口,去除上咽部残留的药物。

（三）压力定量气雾剂＋储雾罐

不再需要按压的同时进行吸气,使用方法见图 7-6。

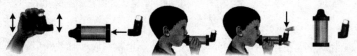

第1步
拔掉盖帽,擦拭干净,并用力摇匀

第2步
将气雾剂插入储雾罐放置口

第3步
将储雾罐放入口中,开始喷药

第4步
喷入一喷药物,吸药20~30秒后,取下储雾罐,等待半分钟后按步骤3~4吸入第二喷

第5步
用后将气雾剂的盖帽放回咬嘴上,用纸巾擦干净储雾罐

图 7-6　压力定量气雾剂＋储雾罐使用方法

三、家庭氧疗

长期氧疗有利于改善患者生存率、活动耐力、睡眠和认知能力,家庭氧疗一般采用制氧机、小型氧气瓶。目前,最常用的是家庭制氧机,其使用方便、可以移动、安全性能高。

（一）选择家庭制氧机的注意事项

（1）可以用仪器或机器自带的氧监控装置来检测氧浓度(氧浓度＞90%)。

（2）有累计计时功能,以便为日后长期保养维修和服务提供客观的准确数据(配备累计计时器是国际标准的强制要求,也是产品质量优劣的体现,使用寿命要能保证上万小时)。

（3）要选择噪音小的家用制氧机,噪音水平最好小于 45 dB。

（4）散热空间理想。只有全面提高散热性能,才能保证氧气浓度稳定。

（5）要选择经受长期时间考验并经过 ISO 国际和 CE 欧洲质量体系认证的家用制氧机。

（6）要选择实力雄厚、可长期持续发展的家用制氧机(氧气机)厂家,并确定其在当地有完善的售后服务机构。

（7）要根据病情的轻重及经济能力来选择不同档次的家用制氧机,要把"价"和"值"统一起来考虑。一般家庭氧疗选用 5 L 以上的制氧机。

（二）家庭氧疗的原则

家庭氧疗的总原则是低流量、持续性、长疗程吸氧。

1. 低流量

吸氧流量一般为 $1\sim2$ L/min。

2. 持续性

每天坚持氧疗>15 小时。间断用氧非但不能改善缺氧,反而会使缺氧加重,因为肺泡内氧、二氧化碳、氮和水蒸气压力之和为 1 个大气压,氮和水蒸气压力较为恒定。间歇给氧时,在停止吸氧阶段,大量二氧化碳排入肺泡,可使血氧分压迅速下降,所以吸氧一定要持续。

3. 长疗程

家庭长期自备供氧装置,严重者备无创呼吸机。可使用脉搏血氧饱和度夹来观察治疗反应,休息、睡眠和活动过程中应维持 SpO_2>90%。

(三)家庭氧疗的注意事项

(1) 首先要注意尽可能长时间的用氧。

(2) 每日坚持氧疗>15 小时。要注意睡眠时持续用氧,以防止睡觉时中枢神经兴奋性降低及上呼吸道阻塞而加重缺氧;吸氧流量一般在 $1\sim2$ L/min 为宜,但如果患者在活动之后出现明显的气急加重、氧分压降低,可给予短时间高浓度氧疗,待症状缓解后,再减低氧流量。

(3) 氧疗时注意加温和湿化,呼吸道内保持温度为 37 ℃左右,湿度为 95%~100%。

(4) 吸氧导管、鼻塞应随时注意检查有无分泌物堵塞,并及时更换。以保证有效和安全的氧疗。

(5) 使用家庭氧疗时还应注意用氧安全,避免接触高温、明火。

(6) 清洗和消毒吸氧管:每日一次,洗后晾干,湿化水箱每日用清水清洗一次,并改换冷开水、纯净水每日一次。

第三节　引流管护理技术

引流是依靠引力或重力从体腔或伤口引流出液体的行为、过程和办法。主要目的包括:预防严重感染,预防吻合口瘘,促进脏器功能恢复。器官移植后可能需要带管回家,包括切口引流管、肾移植术后的双 J 管、肝移植后的 T 管等。

一、切口引流管的护理

(1) 固定好引流管,留足长度防止牵拉,防止引流管脱出。

（2）保持引流通畅，避免引流管反折、受压，经常挤捏引流管，防止管道堵塞。

（3）注意观察引流液的量、颜色、性状，如有异常，及时咨询专业人员。

（4）引流袋应低于引流管口，防止引流液逆行感染，注意无菌操作。

（5）引流袋更换需由专业医务人员进行，步骤如下：

① 清洗双手，做好手卫生。

② 首先夹闭引流管，将引流袋与引流管分离。

③ 消毒：用安尔碘棉签消毒引流管的内口、外口，消毒时要遵循由内到外的原则。

④ 检查、连接：检查引流袋，连接无菌引流袋，更换完毕再次挤捏引流管，使引流液能够顺利通过接头处进入引流袋。

⑤ 注意观察手术切口皮肤，如有红、肿、破溃，要及时前往医院就诊。

二、双 J 管的护理

双 J 管可用于植入输尿管后引流尿液，起到防止输尿管狭窄和粘连、堵塞的重要作用。

（1）术后需要保留导尿，以充分引流尿液，降低膀胱内压，防止尿液反流。

（2）注意保持导尿管引流通畅，定时挤压，预防堵塞，观察有无腰痛，出现不适情况要及时处理。

（3）拔除导尿管后要及时、定时排尿。注意不要憋尿，避免尿液反流。

（4）避免做深蹲、搬运重物、重体力劳动、用力解大便等一切增加腹内压的行为，必要时站立排尿。

（5）注意观察尿液的颜色及性质，如若尿液为淡红色（是由于管道在输尿管内上下轻微移动摩擦输尿管内壁黏膜所致），不必紧张，多饮水。若尿液是血性的要及时就诊。

（6）腰部疼痛持续加重请及时就诊。

（7）出现轻微的尿路刺激症状（尿频、尿急、尿痛症状），不必紧张，多饮水，并自行调整体位来缓解。若症状明显，则可能是尿路感染，要及时就诊。

（8）若尿道口有一截小管漏出请及时就诊。

（9）常规术后 1 个月内在膀胱镜下拔管，医生会在复诊时提前告知。

三、T 管的护理

（1）部分肝移植受者术后会留置 T 管，因带管时间长，可带 T 形引流管出院。医生会根据受者的年龄、病情决定出院带管的时间，短至 1 周，长至 3 个月。

（2）出院后继续坚持夹闭并妥善固定好T形引流管，防止T形引流管脱出。

（3）保持引流管周围皮肤清洁、干燥，擦浴时可用保鲜膜保护好引流管周围的皮肤。如出现腹痛、腹胀、皮肤黏膜黄染、体温＞38℃应及时来院就诊。

（4）出院时床位医生或护士会告知返院复诊及拔管的时间，以及科室联系电话，以方便受者咨询。

（5）拔T形管和拔管后的护理。拔管的指征为：无腹痛，无发热，黄疸消退，饮食、大小便正常，胆汁引流量逐渐减少，颜色呈透明黄色或黄褐色，夹闭T形管无不适。在X线下经T形管逆行造影无残留结石、胆管狭窄等，即可拔除T形管。拔管时应重视基本操作，防止拔管后胆汁外漏，拔管后要继续做好皮肤伤口换药的护理，直至伤口全部愈合。

第四节　胰岛素注射技术

一、注射仪器

目前注射装置包括胰岛素注射笔、胰岛素专用注射器、胰岛素泵、无针注射器，其使用过程中的优缺点见表7-2，一般以治疗的需要和个人喜好作为选择的依据，对比不同注射器的优缺点，将有助于选择合适的注射装置。

表7-2　常用胰岛素注射装置的优点与缺点

注射装置	优点	缺点
胰岛素注射笔	注射笔上标有刻度，剂量更加精确，免去繁琐的胰岛素抽取过程，携带及使用方便，针头细小，可减轻注射时的疼痛	当使用不同类型的胰岛素时，不能自由配比，除非使用预混胰岛素，否则需分次注射
胰岛素专用注射器	价格便宜，能够按需混合胰岛素	使用时需抽取胰岛素，携带和注射较为不便
胰岛素泵	模拟人体胰岛素的生理性分泌，可在有效降低血糖的同时，减少夜间低血糖的发生，操作简便，生活自由度大，尤其适合生活不规律的患者	价格较为昂贵，胰岛素泵需要24小时佩戴，对使用者要求较高（如自我血糖监测、生活自理能力和经济能力等）

续表

注射装置	优点	缺点
无针注射器	药液分布广、扩散快、吸收快且均匀,可消除针头注射引起的疼痛和恐惧感	价格较高,拆洗安装过程较为复杂,瘦弱的患者往往可造成皮肤青肿

二、注射部位

胰岛素常用的注射部位有上臂外侧的中 1/3(上臂三角肌下缘)、双侧大腿前外侧上 1/3(膝关节上 10 cm)、腹部(以肚脐为中心直径 2.5 cm 以外的部位)。胰岛素的注射部位如图 7-7 所示。

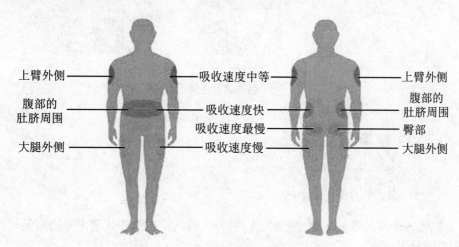

图 7-7 胰岛素的注射部位

三、注射步骤

(1) 注射前先洗净双手,核对胰岛素笔芯和剂量。

(2) 将笔帽拔出,用 75%的酒精棉签消毒笔芯注射端的橡皮膜,将针头保护膜撕开,使针头与橡皮膜顺时针旋转吻合。调节 1 单位的剂量,针头垂直朝上排气后,充分摇匀胰岛素。调节所需要的注射剂量。

(3) 选择合适的部位,用 75%的酒精以注射点为中心,向外螺旋式消毒,直径大于 5 cm,消毒 2 次,皮肤待干。捏起皮肤,垂直进针,拇指匀速按压注射键。

(4) 注射前必须排尽针头内的死腔,确保至少 9 滴药液挂在针尖上。

(5) 捏起皮肤,垂直进针,注射笔用针头垂直完全刺入皮肤后才能触碰拇指按钮,之后应当沿注射笔轴心按压拇指按钮,不能倾斜按压。

(6) 注射完毕后至少停留 10 秒后再拔,最后用干棉签按压针眼 30 秒。

(7) 注射笔的针头在使用后应废弃,不得留在注射笔上,以防空气或其他污染物进入笔芯,或因药物渗漏而影响剂量的准确性。胰岛素的注射要点如图 7-8 所示。

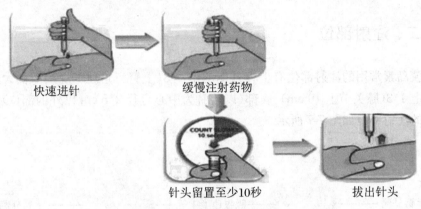

快速进针　　　　　　缓慢注射药物

针头留置至少10秒　　　　　　拔出针头

图 7-8　胰岛素的注射要点

四、注意事项

(一) 准确用药

熟悉各种胰岛素的名称、剂型及作用特点,每次注射前确认笔内是否有足够剂量、药液是否变质。

(二) 注射部位的选择与轮换

腹部吸收胰岛素最快,其次是上臂、大腿和臀部,如参加运动锻炼,不要选择在大腿、上臂等活动的部位注射胰岛素。

要避开有硬结、感染、破损的部位,注射部位要经常轮换,尽量每天在同一时间同一部位注射,并进行腹部、上臂、大腿外侧及臀部的"大轮换",如餐时注射在腹部,晚上注射在上臂等,在同一部位注射时,也需要进行"小轮换",即每次注射点应相距 1cm 以上。

(三) 注射针头的选择

注射针头建议选择 4 mm 针头,原因如下:

(1) 针头最安全,适合成人和儿童,可以不分年龄、性别和体质指数。

（2）因为手抖或其他障碍无法握住 4 mm 针头的患者，建议使用更长的针头。

（3）使用 6 mm 及以上长度的针头在上臂注射时，必须由他人协助捏皮注射。

（4）在四肢或脂肪较少的腹部注射时，无论针头长短，都建议捏皮注射或 45°倾斜注射。

（5）注射时应避免按压皮肤使之出现凹陷，防止针头刺入过深而达到肌肉组织。

（6）对于儿童、青少年和过瘦的患者，针头应尽可能选择短型，捏皮、垂直或倾斜进针，以免注射至肌肉组织。

（7）对于肥胖患者 4 mm 针头安全有效，5 mm 亦可接受。

（四）胰岛素的储存

未使用的胰岛素可存放在 2～8 ℃的冰箱里（不要放在冷冻室），勿放在冰箱门上，避免冰箱门频繁开关对胰岛素造成震荡，也不要放在冰箱的后壁，以免冻结，影响胰岛素的药效。

已打开的胰岛素可以在 15～30 ℃的室温环境下保存 1 个月。

（五）胰岛素的混匀

预混的胰岛素，在室温下 5 秒内，要先用双手滚动胰岛素笔芯 10 次，然后在 10 秒内上下翻转 10 次，摇匀，以没有混悬的云雾状为标准。建议每次滚动和翻转后，肉眼检查确认胰岛素混悬液是否充分混匀，如笔芯中仍有晶状物则需重复操作；混匀过程应避免剧烈摇晃，以免产生气泡，降低给药的准确性。

（六）防止感染

严格无菌操作，针头一次性使用，除绝对不能公用胰岛素注射笔和笔芯外，也不可共用药瓶，这类物品都必须专人专用。

（七）预防胰岛素不良反应

（1）低血糖反应：血糖低于 3.9 mmol/L 者应做以下处理（可任选一种方案），进食糖果或方糖 2～4 块；饮用含糖饮料 200 mL；食用 15 g 碳水化合物类的食品；10～15 分钟后，若症状还未消失可再吃一次。如症状消除但离下一餐还有一个多小时，可加一份主食，如一片面包、一个馒头等，若发生在夜间，可另吃含蛋白质及碳水化合物的点心。

（2）过敏反应：表现出注射部位瘙痒或荨麻疹样皮疹，严重过敏反应罕见，严重者需中断胰岛素治疗。

（3）注射部位皮下脂肪萎缩或增生：采用多点、多部位皮下注射可预防。若发生则停止该部位注射,使其缓慢自然恢复。

(4) 水肿:胰岛素治疗初期发生轻度水肿,可自行缓解。

(5) 视力模糊:多为晶状体屈光改变,常于数周内自然恢复。

第五节 消毒灭菌技术

一、七步洗手法

七步洗手法是医务人员进行操作前的一种洗手方法。用七步洗手法清洁双手,清除手部污物和细菌,预防接触感染,减少疾病传播。全程要认真揉搓双手,每一步骤需要 15 秒以上,洗手要领为:内、外、夹、弓、大、立、腕,洗手过程如图 7-9 所示。七步洗手法具体步骤如下:

1. 洗手掌

流水湿润双手,涂抹洗手液(或肥皂),掌心相对,手指并拢并相互揉搓。

2. 洗背侧指缝

手心对手背沿指缝相互揉搓,双手交换进行。

3. 洗掌侧指缝

掌心相对,双手交叉沿指缝相互揉搓。

4. 洗指背

弯曲各手指关节,半握拳把指背放在另一掌心旋转揉搓,双手交换进行。

5. 洗拇指

一手握住另一大拇指旋转揉搓,双手交换进行。

6. 洗指尖

弯曲各手指关节,把指尖合拢在另一手掌心旋转揉搓,双手交换进行。

7. 洗手腕、手臂

揉搓手腕、手臂,双手交换进行。

二、紫外线照射消毒法

紫外线有广谱杀菌作用,广泛用于室内空气与物体表面的消毒。正确的使用方法如下:

(1) 紫外线照射要保证足够的强度。每立方米需 1.5 W 的紫外线消毒灯,即

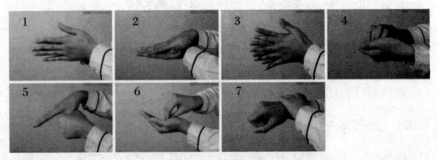

图 7-9　七步洗手法

每 20 m² 的空间需要一盏 30 W 的紫外线消毒灯,以此类推。

（2）紫外线照射有时间限制。照射时间一般以 30～60 分钟为宜。使用时一般先通电 5 分钟,待发光稳定后方可使用。

（3）紫外线消毒灯的紫外线光对人体会有一定影响,不能对人体进行直接照射,也不能直视紫外线灯管,会伤害皮肤和黏膜。消毒时记得离开房间。

（4）环境对紫外线消毒灯的杀菌效果也有影响,温度在 27～40 ℃范围,紫外线的输出强度最大。湿度大或是粉尘多都会降低消毒灯的杀菌力。所以,室内要保持清洁和干燥。消毒灯管每周用 75%的酒精擦拭一次。

（5）需要经常更换消毒灯管。《消毒技术规范》明确指出,紫外线消毒灯的使用寿命,即由新灯的强度降低到 70 W/cm² 的时间（功率≥30 W）,或降低到原来新灯强度的 70%（功率<30 W）的时间,应不低于 1000 小时。

（6）紫外线灯管应每半年检测一次紫外线强度。购买专业的检测试纸,根据其指引进行检测,强度不够的要及时更换灯管。

第六节　眼部护理技术

一、滴眼药水技术

（一）操作方法

（1）操作者洗手、修剪指甲。

（2）核对眼药水标签、质量及有效期。

（3）取坐位或平卧位,头稍后仰。

(4) 观察眼部情况,有无充血、分泌物增多、红肿等症状。

(5) 用消毒棉签擦净眼部分泌物,用手指轻拉下眼睑。

(6) 将药液滴入下眼睑穹隆部,一般一次 1~2 滴。

(7) 轻提上眼睑使药液充分弥散。

(8) 滴药后轻轻闭合眼睑 3~5 分钟。

(二) 注意事项

(1) 滴眼药水前,核对眼药水标签,避免出现用错药物的情况。如发现药液有变色、沉淀等现象,即弃掉勿用。

(2) 滴眼药水时,瓶口与眼睑距离 1~1.5 cm 以上,避免瓶口触及睫毛、眼睑、眼球及角膜,造成污染。

(3) 滴眼药水动作轻柔,药液应滴至下眼睑穹隆部,勿直接滴至角膜上。

(4) 滴眼药水后轻轻闭目 3~5 分钟,使眼药水充分接触眼球,促进药物的吸收,提高药效。

(5) 眼内溢出的眼药水应立即擦去,以免流入耳内、口内。

(6) 使用眼药水的顺序依次为:水溶性→悬浊性→油性。先滴刺激性弱的药物,再滴刺激性强的药物,先滴眼药水,后涂眼药膏。同时滴用多种眼药水,每种眼药水之间需间隔 5 分钟以上。

(7) 某些药物,如散瞳药阿托品凝胶、缩瞳药毛果芸香碱等,滴眼后需压迫泪囊 3~5 分钟,减少药液经泪道进入鼻黏膜被吸收引起的中毒反应。

(8) 有些眼药水是混悬液,使用前应摇晃均匀。

(9) 若双眼用药,先滴健眼,后滴患眼。

(10) 眼药水要注意保存在阴凉避光处,开封后使用时间不超过 7 天。

二、涂眼药膏技术

(一) 操作方法

(1) 操作者洗手、修剪指甲。

(2) 核对眼药膏标签及有效期。

(3) 取坐位或平卧位,头稍后仰。

(4) 观察眼部情况,有无充血、分泌物增多、红肿等症状。

(5) 用消毒棉签擦净眼部分泌物,用手指轻拉下眼睑。

(6) 将眼药膏直接挤入下眼睑穹隆部。

(7) 涂药膏后轻轻闭合眼睑 3~5 分钟。

(二) 注意事项

(1) 涂眼药膏前,核对眼药膏标签,避免出现涂错药物的情况。

(2) 挤眼药膏时,瓶口与眼睑距离 1～1.5 cm 以上,避免触及眼睑和睫毛,造成污染。

(3) 涂散瞳药膏和缩瞳药膏后要压迫泪囊 3～5 分钟。

参 考 文 献

［1］Alegre C，Jiménez C，Manrique A，et al. Everolimus monotherapy or combined therapy in liver transplantation：indications and results［J］. Transplant Proc，2013，45（5）：1971-1974.

［2］Bolton L A，Walsh S M，O'Sullivan N B，et al. Patient perspectives of weight gain following orthotopic liver transplantation：a qualitative study［J］. Liver Transplantation，2019，26(4)：591-597.

［3］Chambers D C，Yusen R D，Cherikh W S，et al. The Registry of the International Society for Heart and Lung Transplantation：Thirty-fourth Adult Lung And Heart-Lung Transplantation Report-2017［J］.J Heart Lung Transplant，2017,36(10)：1037-1059.

［4］Costanzo M R，Dipchand A，Starling R，et al. The International Society of Heart and Lung Transplantation Guidelines for the care of heart transplant recipients［J］. J Heart Lung Transplant，2010,29(8)：914-956.

［5］Draper C M，Mitchell C O，Williams M R，et al. Fruit and Vegetable Consumption and Weight Gain in Kidney Transplant Recipients within the First Year of Transplantation ［J］. Journal of the Academy of Nutrition and Dietetics，2012，112(9)：A36.

［6］Ferreira S C，Penaforte F R O，Cardoso A S R，et al. Eating behaviour patterns are associated with excessive weight gain after liver transplantation［J］. Journal of Human Nutrition and Dietetics，2019，32(1)：693-701.

［7］N B O'Sullivan，Bolton L A，Walsh S M，et al. Understanding patient perspectives of weight gain following orthotopic liver transplantation［J］. Clinical Nutrition ESPEN，2020,35：216.

［8］Ferreira S C，Penaforte F R O，Cardoso A S R，et al. Association of food cravings with weight gain，overweight，and obesity in patients after liver transplantation［J］. Nutrition，2020，69：110573.

［9］Zuckermann A，Osorio-Jaramillo E，Aliabadi-Zuckermann A Z. mTOR Inhibition and Clinical Transplantation：Heart［J］.Transplantation,2018,102(2S Suppl 1)：S27-29.

［10］曹伟新,李乐之.外科护理学[M].4版.北京:人民卫生出版社,2007.

［11］曹莹,陈曦,孙正,等.心脏移植受者口腔健康相关生活质量影响因素分析[J].心肺血管病杂志,2017,36(7):558-563.

［12］陈梅芳.中国心脏移植术后并发症诊疗规范(2019版)[J].中华移植杂志(电子版),2019,13(1):21-23.

[13] 陈小松,夏强.免疫抑制药物以及抗感染药物在肝移植术后的应用[J].上海中华移植杂志,2018,12(5):1671-1677.

[14] 陈一梅,石炳毅,申晶.移植后糖尿病的发病机制及诊疗进展[J].中华器官移植杂志,2019(11):701-704.

[15] 储爱琴.社区慢性病照护实务[M].合肥:中国科学技术大学出版社,2020.

[16] 冯雪.冠状动脉旁路移植术后心脏康复专家共识[J].中国循环杂志,2020,35(1):4-15.

[17] 傅志仁,施晓敏,张晓君.肝移植术后免疫抑制剂的长期应用及其不良反应的控制[J].外科理论与实践,2008,13(4):310-312.

[18] 黄洁,廖中凯.中国心脏移植免疫抑制治疗及排斥反应诊疗规范(2019版)[J].中华移植杂志,2019,13(1):15-20.

[19] 黄津芳.住院病人健康教育指南[M].3版.北京:人民军医出版社,2015.

[20] 蒋建文,郑树森.肝脏移植后慢性移植物失功的研究进展[J].国际外科学杂,2006,33(3):161-164.

[21] 雷敏,王大维,田秀丽,等.实用临床营养治疗与护理[M].石家庄:河北科学技术出版社,2013.

[22] 李林林.中国心脏移植术操作规范(2019版)[J].中华移植杂志(电子版),2019,13(1):11-14.

[23] 李琴,周结学,朱春丽,等.护理干预对肾移植受者出院后体质量管理的效果观察[J].护理管理杂志,2015,15(12):890-892.

[24] 李小寒,石炳毅.基础护理学[M].北京:人民卫生出版社,2017.

[25] 李新宇,朱继业,黄磊,等.肝移植术后代谢综合征及危险因素分析[J].中华普通外科杂志,2012,27(1):8-11.

[26] 廖崇先.实用心肺移植学[M].福州:福建科学技术出版社,2003.

[27] 廖中凯.中国心脏移植术后随访技术规范(2019版)[J].中华移植杂志(电子版),2019,13(1):24-27.

[28] 刘纯艳.器官移植护理学[M].北京:人民卫生出版社,2010.

[29] 刘佳,谢建飞,刘敏,等.肾移植患者妊娠及生育健康教育的研究进展[J].中华护理杂志,2018,53(8):1018-1021.

[30] 刘玉媛.器官移植分册[M].长沙:湖南科学技术出版社,2009.

[31] 罗艳丽,谷波,鲁建春.器官移植护理手册[M].北京:科学出版社,2019.

[32] 马麟麟,石炳毅.中国实体器官移植受者血脂管理规范(2019版)[J].器官移植,2019,10(2):101-111.

[33] 荣芳,窦锐,毛月琴,等.20 W紫外线消毒灯临床使用情况监测[J].中国消毒学杂志,2015,32(4):408-409.

[34] 沈中阳,陈新国.临床肝移植[M].2版.北京:科学出版社,2011.

[35] 石炳毅,贾晓伟,李宁.中国移植后糖尿病诊疗技术规范(2019版)[J].实用器官移植电子杂志,2019,7(3):170-177.

[36] 司安锋,江涛,王兵济,等.影响肝癌患者肝移植术后复发和预后的因素分析[J].临床肿瘤

学杂志,2020,25(6):544-548.

[37] 他汀类药物安全性评价工作组.他汀类药物安全性评价专家共识[J].中华心血管病杂志,2014,42(11):890-894.

[38] 闫鑫,史冀华,温培豪,等.肝移植免疫抑制治疗及药物使用现状与研究进展[J].药学进展,2018,42(10):754-762.

[39] 杨梦凡,王彦,关鸽,等.肝移植术后高尿酸血症的相关危险因素研究进展[J].精准医学杂志,2019,34(1):85-87,92.

[40] 杨智亮,王国平.哺乳动物雷帕霉素靶蛋白抑制剂的开发[J].世界临床药物,2012,33(2):116-119.

[41] 易述红,杨扬,陈规划.肝癌肝移植术后复发转移的综合防治策略:第六届羊城肝脏移植高峰论坛会议纪要[J].器官移植,2014,5(3):194-196.

[42] 张帆,周文琴.肾移植受者体力活动影响因素及干预的研究进展[J].中华护理杂志,2019,54(4):615-618.

[43] 张小东.肾移植临床用药[M].北京:人民卫生出版社,2018.

[44] 赵东,夏强.肝移植相关领域的研究进展[J].国际消化病杂志,2020,40(2):71-74.

[45] 郑树森,沈恬,徐骁,等.中国肝移植受者肾损伤管理专家共识(2017版)[J].中华移植杂志(电子版),2017,11(3):130-137.

[46] 郑树森,徐骁.中国肝移植受者代谢病管理专家共识(2019版)[J].器官移植,2020,11(1):19-29.

[47] 国家卫生健康委员会疾病预防控制局,国家心血管病中心,中国医学科学院鼻外医院,等.中国高血压健康管理规范(2019)[J].中华心血管病杂志,2020,48(1):10-46.

[48] 中国药师协会居家药学服务药师分会,健康中国研究中心药品与健康产品专家委员会,中国健康促进基金会医药知识管理专项基金专家委员会,等.疫情期间百姓居家药物治疗合理用药管理与指导专家共识[J].药品评价,2020,17(4):1-7,29.

[49] 中华医学会呼吸病学分会间质性肺疾病学组,淋巴管肌瘤病共识专家组,中国医学科学院罕见病研究中心,等.西罗莫司治疗淋巴管肌瘤病专家共识(2018)[J].中华结核和呼吸杂志,2019,42(2):92-97.

[50] 中华医学会器官移植学分会.中国肝移植免疫抑制治疗与排斥反应诊疗规范(2019版)[J].中华移植杂志(电子版),2019,13(4):262-268.

[51] 中华医学会器官移植学分会.中国实体器官移植术后高血压诊疗规范(2019版)[J].器官移植,2019,10(2):112-117.

[52] 周霞,苏海滨,张敏.成人肝移植术后长期管理:美国肝脏疾病和移植学研究协会2012实践指南[J].中国肝脏病杂志(电子版),2013,5(3):41-44.

[53] 朱有华,曾力.肾移植[M].北京:人民卫生出版社,2017.

[54] 朱有华,石炳毅.肾脏移植手册[M].北京:人民卫生出版社,2010.